健康中国行 系列丛书

台湾旺文社·授权出版

糖尿病

中西医治疗与调养

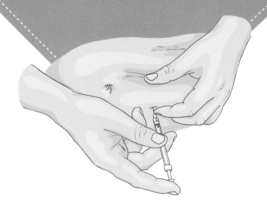

杭群 ◎ 著

中国人口出版社
China Population Publishing House
全国百佳出版单位

图书在版编目（CIP）数据

糖尿病中西医治疗与调养 / 杭群著. –– 北京：中国人口出版社, 2016.2

（健康中国行系列丛书）

ISBN 978-7-5101-4126-3

Ⅰ.①糖… Ⅱ.①杭… Ⅲ.①糖尿病－防治 Ⅳ.①R587.1

中国版本图书馆 CIP 数据核字(2016)第 022662 号

版权登记号：01-2015-7896

糖尿病中西医治疗与调养

杭群 著

出版发行	中国人口出版社
印　　刷	三河市兴国印务有限公司
开　　本	880×1230　1/32
印　　张	6
字　　数	300 千字
版　　次	2016 年 2 月第 1 版
印　　次	2016 年 2 月第 1 次印刷
书　　号	ISBN 978-7-5101-4126-3
定　　价	24.80 元

社　　长	张晓林
网　　址	www. rkcbs. net
电子信箱	rkcbs@126. com
电　　话	（010）83519390
传　　真	（010）83519401
地　　址	北京市西城区广安门南街 80 号中加大厦
邮　　编	100054

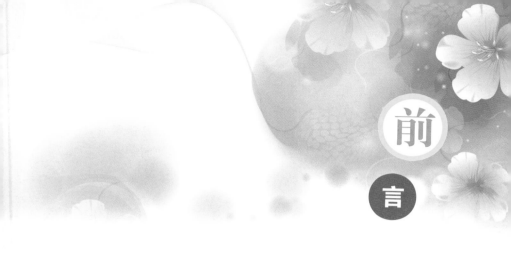

前言

    糖尿病是现代社会中发病率极高的病种之一。本病的发生与生活水准有很大关系，以前在我国，糖尿病并非很常见，但随着经济的发展、生活条件的改善，它的发生率越来越高，已与欧美等西方发达国家的发生率基本持平。因为糖尿病在发达国家中最多见，而且非常有趣的是，所谓的"白领阶层"人士远较体力劳动者发生此病的人数为多，所以，人们常把糖尿病称为"富贵病"。

    糖尿病的危害非常之大，每个患者恐怕都有切肤之痛，并希望立即将这个病魔驱走，很多患者常向笔者询问：吃什么药可以将糖尿病以最快的速度从根本上消除？患者的急切心情可以理解，但患者的要求我却无法满足。因为迄今为止，世界上还没有一种药物能达到这种水平，而在所有的治疗措施中，最重要、最有效、最能使患者生活品质提高，并延长患者生命的治疗手段，并非是药物治疗，而是饮食疗法、运动疗法等自然疗法。我们在临床工作中发现，很多糖尿患者，由于缺乏必要的糖尿病知识，没能坚持有效的饮食控制和治疗，导致糖尿病发展很快，甚至致残，给个人带来痛苦，给家庭和社会带来沉重的负担。还有些患者，经过一段时间的正规住院治疗后，病情好转、症状减轻，但出院后常因情绪波动，或因忙于工作，未能坚持控制饮食及治疗，使病情反复。可见，糖尿病要获得理想的疗效，仅仅有医师的努力是远远不够的，必须充分调动患者的主观能动性，让他们自己掌握糖尿病的防治知识，只有两者之间相互配合，才能很好地消除不利于治疗的种种因素，获得更好的疗效，正缘于此，我们才萌发了编写这本《糖尿病中西医治疗与调养》的想法。

这本书以通俗晓畅的语言文字，介绍了糖尿病的一般知识，同时，在作者多年临床经验的基础上，重点介绍了糖尿病的饮食疗法和中医疗法。值得指出的是，中医在两千多年前的《黄帝内经》中就已认识了糖尿病，如今在中国民间，将糖尿病称为"消渴"病即来源于此书。可以说，中医治疗糖尿病已累积了两千多年的经验，近几十年来的现代实验研究也已证明了中医治疗糖尿病的可靠性，从临床工作中看，中医治疗本病有许多西医所不具备的优势，所以，我们一般都建议患者采用中医、西医结合治疗。通过本书的阅读，读者可以了解到这方面的知识，并能够加以运用。

另外，在本书的自然疗法中，读者可以学习到多种行之有效的自然疗法，这些方法如经络、穴位等都秉承于中医理论，并附有图谱，易学易行，疗效确切。

总之，本书各个方面的内容，都以通俗性与实用性为宗旨，借此希望患者尽快地恢复健康。同时，也希望各界予以批评与指正，以便将来再版时修正。

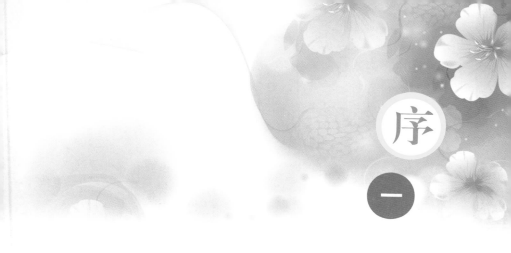

序

一

随着人类社会的发展，经济、生活水平的提高，人们对健康亦已日益关注；世界卫生组织（WHO）提出了21世纪人人享有健康的目标，这已成为世界各国医学界努力的方向。

然而，要达到这一目标的要求是相当困难的，虽然现代医疗技术已取得了长足的进步，医疗水平也在日新月异地发展，但人类所面临的疾病不仅没有减少，反而越来越多，越来越难以治疗，究其原因无外乎以下几种因素：①由于生活水准的提高，人们的饮食结构发生了极大变化，食肉多而食蔬菜少，人们往往进食了超出身体所需要的热量，由此带来的结果是所谓"文明病"的泛滥，如糖尿病、高血压、冠心病等，这些疾病均与饮食因素关系密切；②由于工业的发展，人类所生活的环境已受到极大污染，工业废气、废水及汽车废气等，使现在的人们难以呼吸到新鲜的空气；加上农药的大量使用，使得人体所受到的毒害远胜于昔，这种情况导致的疾病如癌症、哮喘等越来越多；③由于现代社会生活节奏加快，人际关系复杂，人们所承受的思想压力极其沉重，由此而造成人们精神上的紧张，亦可以引起一系列疑难杂症，如性功能障碍、更年期障碍综合征等，均与精神因素有关；④一些较为"传统"的疾病如肝病、胃病、肾病等，往往是由于病毒、病菌感染所致，这些疾病并未过多受益于现代医学的发展，因为迄今为止人类尚未发明能杀死病毒的药物。而一些抗菌药已产生抗药性。

以上这些因素并非孤立存在的，它们往往并存，相互促进，由此而导致现代社会各种疾病的层出不穷。

现代社会的疾病不仅多，而且难治，这已是众所皆知的事实，原因亦不难理解，因为现代社会的致病因素如饮食、环境污染、精神因素等，往往是日积月累之下导致人体疾病产生的，因而这些疾病往往具有慢性化的特征，一旦发病之后，身体器官往往已产生了极大的损害，要想完全恢复健康，决非是一朝一夕之事。这就如同古人所说的"病来如山倒，病去如抽丝"，因此，在现代社会中，要想获得健康、祛除疾病，仅靠医生的治疗是远远不够的，还需要患者对相关疾病知识有必要的了解，以便于患者在漫长的治疗康复过程中，既能配合医生的治疗，同时也能够进行自我监护、自我调养乃至于自我治疗。

本丛书的作者正是基于上述考虑，选择了危害人类健康的多种疾病，每一病种编辑一册，从疾病的发生、机转与预防，到中西医的检查与治疗；从各种行之有效的自然疗法，到各种疾病的自我调养，均作了详尽介绍。尤为可贵的是，这套丛书以广大普通人群所能接受的语言文字，把原本深奥、复杂的医学理论通俗化，使一般非医学专业人士从中既可了解到医学知识，又能利用其中所提供的方法来预防、治疗疾病，作者之用心可谓良苦。

这套丛书科学规范，有理有据，集科学性、实用性、通俗性于一身，是近年来不多见的医学普及性读物。鉴于各位作者均从事于繁忙的临床医疗及科研工作，能于百忙之中抽出时间编著这样一套丛书贡献于世，可谓善举。

作者是毕业于北京中医药大学的研究生，勤奋好学、学风严谨、品学兼优，与我师生多年，勤奋好学、学风严谨、品学兼优。他们从事于临床医疗工作后仍保持着兢兢业业的优良作风，孜孜不倦地为广大患者排忧解难，实属难能可贵。作为老一辈的医学工作者，看到这样一套高品质的著作造福人群，心中万分喜悦，愿以作序，并祝他们在今后的人生中，为人类的健康做出更大的贡献。

北京中医药大学原研究生部部长
北京中医药大学原各家学说教研室主任
博士导师　鲁兆麟　教授

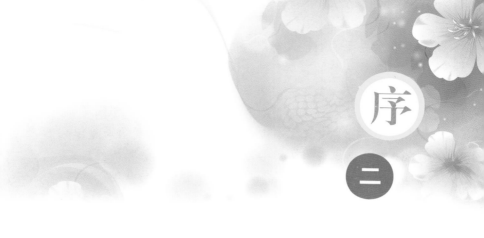

医学科学的发展与进步，带给世人有目共睹的巨大成就，以往常见的瘟疫、霍乱、伤寒、天花、肺结核、血吸虫病等疾患，随着现代抗菌药、疫苗及其他化学药品的发明，已纷纷被人类所征服，现在已较少出现，也不再是主要死亡原因。

但医学的进步毕竟是有限的，在一些疾病被克制的同时，现代仍有相当多，甚至更多的疾病在困扰着广大人群，且较以往的疾病更加难以治疗，如本套丛书所介绍的疾病，基本上属于现代社会的多发病、疑难病，现代医学迄今还没有太好的治疗手段。探究这些疾病为什么难治，我想与现代社会不同于以往的结构有关，这些疾病与现代社会中的环境污染、饮食欧化、精神紧张、运动过少等因素关系密切，很多疾病是在上述因素的综合作用下而产生的，病理机制十分复杂，治疗所涉及的层面亦相当广泛。

鉴于现代医学对一些现代疾病的治疗乏力，国内医学界很自然地将目光投向具有几千年历史的中医中药，经过几十年研究与运用，形成了独具中国特色的中西医结合疗法，并获得了极高的治疗效果。

所以，我十分欣喜地看到这套丛书的问世，它以一病一册的方式详尽介绍了现代社会常见疾病的有关知识，既有疾病的基本原理，又有中西医的诊断与治疗；既包括患者自己可以施行的自然疗法，又指出了患者在疾病调养与康复中所应遵循的原则、方法及注意事项等。全书内容丰富，语言通俗，所载治疗、调养方法翔实可靠。相信这套丛书的出版将给那些深受疾病困扰的患者带来惊喜与希望。各位作者均为高学历的医学专门人才，能在繁忙的临床工作之余，为广大民众编著这么一套健康自助性丛书，实属可敬。我已先睹为快，并乐而为之序。

中西医结合专家

北京中医药大学教授

黄作福

目录

CONTENTS

第一章　糖尿病的基础知识 ···················· 1

第一节　糖尿病的概念 ···························· 2

一、由瑙鲁国的忧患说起 ······················ 2

二、胰岛素的功能 ······························ 3

第二节　糖尿病的发病原因 ······················ 3

一、遗传基因在糖尿病发生中的作用 ·············· 3

二、肥胖也是导致糖尿病的另一重要原因 ········ 4

三、糖尿病产生的其他因素 ······················ 4

第三节　糖尿病的症状 ·························· 4

一、糖尿病的早期信号 ·························· 5

二、糖尿病的典型症状："三多一少" ·············· 6

三、糖尿病的其他症状 ·························· 6

第四节　糖尿病的类型及发病过程 ················ 7

一、胰岛素依赖型糖尿病与发病过程：人体卫士的

倒戈 ·· 7

二、非胰岛素依赖型糖尿病及发病过程：钥匙打
不开锁 ··· 8

第五节 糖尿病的发病过程 ··························· 9

一、预期糖尿病阶段：容易发生糖尿病的人群 ··· 9

二、隐性糖尿病阶段 ································· 10

三、无症状糖尿病阶段 ····························· 10

四、症状明显的临床糖尿病阶段 ·············· 11

第六节 糖尿病的诊断 ······························ 11

一、尿糖的测定：诊断糖尿病的必备步骤之一 ··· 11

二、血糖的测定：诊断糖尿病的必备步骤之二 ··· 12

三、葡萄糖耐量试验：使隐性糖尿病无处藏身的
检查方法 ·· 13

第七节 糖尿病的预后和发展趋向 ················ 15

第二章 糖尿病的预防 ······················· 17

第一节 预防的意义与可能性 ····················· 18

第二节 糖尿病的一级预防 ························· 18

第三节 糖尿病的二级预防 ························· 19

第四节 糖尿病的三级预防 ························· 19

第三章 糖尿病的西医治疗 ··············· 21

第一节 治疗的原则和疗效的标准 ················ 22

第二节 口服降糖药治疗 ··························· 24

一、口服降糖药的种类、作用过程和适应类型 ··· 25

二、口服降糖药的用法 ····························· 25

三、口服降糖药的不良反应和禁忌证 ………… 26

四、口服降糖药注意事项 ……………… 27

第三节 胰岛素治疗 ……………………………… 28

一、胰岛素为什么能治疗糖尿病 ………… 28

二、使用胰岛素之前的准备 ……………… 30

三、胰岛素的种类、效能和使用范围 ……… 30

四、胰岛素的使用方法 ………………… 35

五、影响胰岛素治疗作用的药物 ………… 38

第四节 糖尿病治疗中出现的几种特殊现象 …… 38

一、黎明现象 …………………………… 38

二、苏木杰（Somogyi）现象 …………… 38

三、糖尿病的蜜月期现象 ……………… 39

第五节 其他西医疗法 …………………………… 39

一、人工胰岛 …………………………… 39

二、胰岛移植 …………………………… 40

第四章 糖尿病的中医治疗 ………………… 41

第一节 中医认识糖尿病的历史沿革 …………… 42

一、中医典籍《黄帝内经》第一次记载了糖尿病 42

二、医圣张仲景奠定了治疗糖尿病的基础 … 42

三、后世对糖尿病辨证施治的发展 ……… 43

四、当代中医治疗糖尿病的概况 ………… 43

第二节 中医关于糖尿病的理论及特点 ………… 44

一、中医对糖尿病病因的认识 …………… 44

二、中医治疗糖尿病的理论与特点 ……… 46

三、中医关于糖尿病的康复理论 ………… 47

第三节　中医对糖尿病的辨证施治 ……………… 48

一、辨证施治是怎么回事 ………………… 48

二、糖尿病的辨证施治 ……………… 49

第四节　治疗糖尿病的中药介绍 ……………… 54

一、清热类中药 ……………… 54

二、养阴类中药 ……………… 54

三、益气类药 ……………… 55

四、健脾类药 ……………… 55

五、补肾类药 ……………… 55

第五节　常用治疗糖尿病的古方、名方、单方、验方 56

一、古方、名方 ……………… 56

二、单方、验方 ……………… 59

第六节　中药、西药合用治疗糖尿病 ……………… 61

一、非胰岛素依赖型糖尿病患者首选中医治疗 … 61

二、补救的措施是中西医结合治疗 ……………… 61

三、胰岛素依赖型糖尿病也可以中西药合用 …… 62

第七节　治疗糖尿病的中药煎煮方法 ……………… 63

一、煎煮前的准备 ……………… 63

二、煎煮中药的用火与时间 ……………… 63

第五章　糖尿病的其他疗法 ……………… 65

第一节　中医传统饮食疗法：药膳疗法 ……………… 66

一、中医饮食疗法的概念和原理 ……………… 66

二、常用治疗糖尿病药膳及其适应证 ……………… 67

第二节　经络锻炼法 ……………… 72

一、选择合适的经络 ·························· 72

二、治疗糖尿病的经络锻炼方法 ·········· 72

第三节　穴位按压法 ······················· 77

一、穴位的选择与操作 ····················· 77

二、糖尿病常见并发症的穴位按压疗法 ·········· 80

第四节　针灸疗法 ·························· 83

第五节　气功疗法 ·························· 83

一、呼吸吐纳功 ···························· 84

二、站桩功 ······························· 85

第六章　糖尿病患者的饮食起居 ············ 87

第一节　糖尿病患者的饮食调配 ············ 88

一、糖尿病饮食疗法的作用和目的 ·········· 88

二、饮食疗法的基本原则 ·················· 88

三、糖尿病饮食疗法的使用步骤 ············ 89

四、营养指导 ···························· 89

五、糖尿病患者的营养指导 ················ 90

六、食谱 ······························· 93

第二节　糖尿病患者的饮食宜忌 ············ 99

一、宜喝凉开水泡茶 ······················ 99

二、非茶之茶大有益 ······················ 99

三、豆腐渣对糖尿病有效 ·················· 100

四、宜多吃南瓜 ························· 100

五、宜常吃黄鳝 ························· 100

六、宜常吃葱和苦瓜 ····················· 100

七、黑芝麻、空心菜、胡萝卜也宜常吃 ········ 101

　　八、糖尿患者宜吃的水果 ·············· 101

　　九、忌饮酒 ··························· 104

　　十、忌吃高动物脂肪物质 ·············· 104

　第三节　糖尿病患者的心理调节 ··········· 105

　　一、宁静以致远 ····················· 105

　　二、养生治病的自我放松术 ············ 106

　第四节　糖尿病患者的性生活 ············· 107

　　一、和谐性生活对身体的益处 ·········· 107

　　二、糖尿病患者能否有性生活 ·········· 107

　　三、女性糖尿病患者的性生活 ·········· 108

　　四、话说"相如之渴" ················ 109

　　五、男性糖尿病患者的性生活 ·········· 109

　　六、男性性功能障碍的辨证施治 ········ 110

　第五节　戒除不良的生活习惯 ············· 113

　　一、吸烟 ··························· 113

　　二、喝酒 ··························· 114

　　三、饮浓茶 ························· 115

　　四、长时间看电视 ··················· 115

　　五、不卫生的习惯 ··················· 116

第七章　糖尿病患者的家庭护理 ·········· 117

　第一节　精神护理是糖尿病得以良好控制的前提 ··· 118

　　一、帮助患者树立战胜疾病的信心 ······ 118

　　二、建立良好的家庭气氛 ·············· 119

　第二节　糖尿病患者的饮食护理 ··········· 119

　　一、督促患者的饮食治疗 ·············· 119

二、了解糖尿病的饮食宜忌 ·················· 120

三、饮食必须讲究卫生 ······················ 120

第三节　糖尿病患者的生活护理 ·················· 120

一、糖尿病的皮肤护理 ······················ 120

二、为患者创造一个幽雅的生活环境 ·········· 121

第八章　　糖尿病合并其他疾病的治疗与调养 123

第一节　糖尿病合并冠心病 ······················ 124

一、为什么糖尿患者易患冠心病 ·············· 124

二、糖尿病患者避免患冠心病的秘诀 ·········· 124

三、糖尿病性冠心病的中西医治疗 ············ 125

四、治疗冠心病的特殊穴位——内关 ·········· 127

五、糖尿病性冠心患者的调养与康复 ·········· 128

第二节　糖尿病合并高血压 ······················ 132

一、预防糖尿病性高血压的三步曲 ············ 132

二、糖尿病并发高血压的中西医治疗 ·········· 132

三、糖尿病合并高血压的调养康复 ············ 134

第三节　糖尿病合并肥胖症 ······················ 137

一、针灸减肥的方法 ························ 137

二、减肥注意事项 ·························· 138

第四节　糖尿病伴肾脏损害 ······················ 138

一、防止糖尿病损害肾脏的方法 ·············· 138

二、糖尿病合并肾病的中西医治疗 ············ 139

三、糖尿病伴有肾病的调养与康复 ············ 142

第九章　特殊类型的糖尿病 ················· **143**

第一节　妊娠妇女的糖尿病 ················· 144

一、糖尿病患者在怀孕前的准备：使糖尿病得到理
想的控制 ····························· 144

二、妊娠对糖尿病的影响 ················· 145

三、糖尿病对妊娠的影响 ················· 146

四、妊娠与糖尿病的互相影响 ············· 147

五、糖尿病患者妊娠期的自我监控与对策 ······ 149

六、防止低血糖 ······················· 150

第二节　儿童、青少年糖尿病 ············· 151

一、儿童、青少年糖尿病的临床特点 ········· 151

二、儿童、青少年糖尿病的治疗 ··········· 152

第十章　糖尿病患者常见问题答疑 ········· **157**

一、糖尿病是由什么原因引起的 ············· 158

二、糖尿病应当做哪些检查 ··············· 159

三、糖尿病应当如何预防 ················· 163

四、糖尿病患者应当遵守哪些饮食原则 ········· 164

五、糖尿患者如何控制"糖酒烟盐" ·········· 166

六、糖尿病有遗传性吗 ················· 167

七、推荐几套糖尿病患者食谱 ············· 168

八、高血糖能吃西洋参吗 ················· 173

第一章

糖尿病的基础知识

了解糖尿病的基础知识，对防治糖尿病有着十分重要的意义，患者需要对糖尿病有一个总体上的认识，做到"知己知彼，百战不殆"。

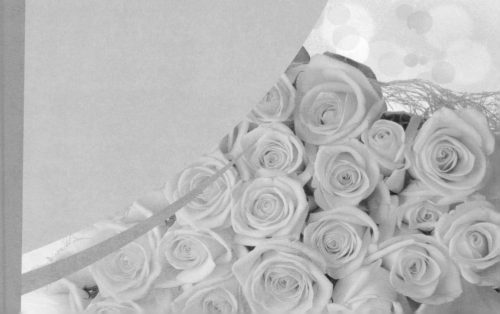

　　了解糖尿病的基础知识，对防治糖尿病有着十分重要的意义，患者需要对糖尿病有一个总体上的认识，做到"知己知彼，百战不殆"。这些基础知识包括糖尿病的概念、糖尿病的发病原因、糖尿病的发病过程、糖尿病的症状和诊断，等等。

第一节　糖尿病的概念

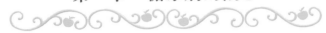

一、由瑙鲁国的忧患说起

　　在南太平洋腹地，有一个美丽的阳光岛国：瑙鲁，近二三十年来，瑙鲁人几乎在一夜之间暴富起来，跻身世界上最为富庶的民族之一。如今的瑙鲁人养尊处优，生活奢靡，他们不再为生计而奔波。瑙鲁人由于缺乏体力活动以及摄入了大量高热量食物，瑙鲁居民中肥胖者遍布全国，糖尿病的发生率高达 28%。富有的瑙鲁人饱受糖尿病的折磨和摧残，成为世界上寿命最短的民族之一，这真是瑙鲁人的民族悲剧。

　　有人将糖尿病称为"富贵病"或"文明病"。

　　糖尿病是一种慢性的内分泌和代谢性疾病。

　　糖尿病发生的根本环节就在于胰脏分泌胰岛素的功能产生了问题。

> **爱　心　提　示**
>
> 　　血糖并不能自动地变成能量提供给人的生命活动，胰岛素控制着全身血糖的变化。

二、胰岛素的功能

人的能量主要由糖类、蛋白质和脂肪提供，以糖类所提供的能量最多。胰脏分泌胰岛素的功能下降，导致了糖尿病的发生。

正常情况下，胰岛素恰好能把人体的血糖维持在一定的浓度。

如果由于各种的原因，导致胰脏受到损害，使胰脏的细胞功能发生衰退或疲劳，影响到胰脏细胞制造胰岛素的能力，那么胰岛素的分泌就会减少，从而会产生糖尿病。

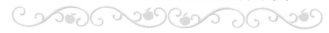

爱 心 提 示

糖尿病可以用一句话来概括：由于各种因素的影响，导致了胰岛素分泌不足，造成了血糖不断上升，这就是糖尿病。

第二节　糖尿病的发病原因

一、遗传基因在糖尿病发生中的作用

现在发现糖尿病的产生与遗传有重要关系。

由于瑙鲁人在遗传上有某种缺陷，这种缺陷导致了瑙鲁人更容易患上糖尿病。

正由于遗传是糖尿病产生的重要原因，所以我们常常发现，同一个家庭中有时会出现几代人都是糖尿患者的现象。如果一个人的长辈患有糖尿病，那么这个人患糖尿病的可能性要比平常人大。

二、肥胖也是导致糖尿病的另一重要原因

肥胖确实是引起糖尿病的一个因素。体重超过正常体重的50%，糖尿病的发生率高达50%。

三、糖尿病产生的其他因素

饮食过多热量，身体肥胖等外在因素和内因的结合，会使糖尿病的发生率增加。

> **爱　心　提　示**
>
> 　　肥胖之所以会引起糖尿病，是因为身体的脂肪过多，会影响胰岛素的效率，导致血糖含量上升，而血糖含量上升，又可以刺激胰脏增加分泌胰岛素，这样长期的刺激会使胰脏受到损害，进而产生糖尿病。

除了以上主要原因之外，还有一些平常不被人注意的因素，包括病毒感染、妇女多次怀孕或生育过巨大婴儿，以及现代社会的紧张工作和精神抑郁等，都会增加发生糖尿病的机会。遗传因素是我们无法改变的，但我们可以通过对其他后天因素的了解尽量避免它们，以减少患病的机会。

第三节　糖尿病的症状

对糖尿病症状的了解，可以帮助您提高对糖尿病的警觉性，有利于早期发现、早做治疗。

一、糖尿病的早期信号

这些早期信号包括：

1. 一段时期以来，经常发生皮肤瘙痒，并产生皮肤疖肿。

2. 四肢、身体感到麻木、刺痛，对冷的或热的东西感觉迟钝、不灵敏。

3. 眼睛发痒，视力忽然下降，看东西模糊不清。

4. 在内衣、内裤上，发现有白色的结晶样粉末。

5. 男性忽然性功能衰退、性欲下降；女性发生闭经或月经紊乱。

6. 小便次数增多，特别是夜尿增多，或是遗尿和排尿无力，以及长期反复发作的尿急、频尿、尿痛等。

7. 女性不知原因的外阴瘙痒，尤其是更年期妇女。

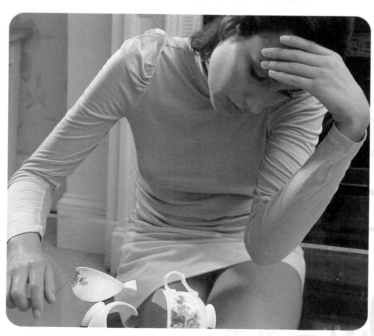

8. 一段时间以来，出现不明原因的饥饿感，食量增加，以及在吃饭前感到没有力气、出汗或颤抖。

凡是出现这些异常情况者，都应到医院检查血糖含量或是做其他诊断糖尿病的检查，以利于早期诊断糖尿病。尤其是那些年龄在 40 岁以上，体型肥胖或是父母患有糖尿病的人群，更应注意这些早期信号。

二、糖尿病的典型症状："三多一少"

糖尿病具有非常典型的临床症状，人们通常把糖尿病的症状概括为"三多一少"。

所谓三多是指患者吃的比正常时增多、喝的水也增多，同时尿也比正常时增多。"一少"是指虽然患者吃的喝的都增多了，但体重却减轻，并迅速消瘦下去。

有些老年人患了糖尿病，由于"三多一少"的症状不明显，即使有一些疲劳乏力的症状，也会误认为是年龄较高、体力不佳的缘故，常常忽视了糖尿病的可能。

三、糖尿病的其他症状

除了以上"三多一少"的典型症状外，糖尿病常常还有一些其他症状，如整天感到疲倦乏力、精神不振、四肢感到沉重或麻

爱 心 提 示

糖尿病的典型症状虽然是"三多一少"，但具体表现在每个患者身上就不一定了。有的人仅仅有其中的一项或几项症状，症状的轻重程度也因人而异。除了典型症状外，还有上文所提到的各式各样的其他相关症状，希望读者要同样注意。

木、腰酸背痛，女性出现闭经、不孕或流产等。还有一些患者，在午餐前或晚餐前有心跳发慌、多汗、颤抖或严重的饥饿感等，在吃过食物后，这些症状才得到缓解。

有些女性易患念珠菌性阴道炎，这时进行糖尿病的相关检查，才发现患上了糖尿病。有些反复发生皮肤感染的患者，经仔细检查才发现是糖尿病。

第四节　糖尿病的类型及发病过程

糖尿病是一种非常复杂的疾病，每个人都有可能患上糖尿病。按照发病过程的不同，将糖尿病分为两类：胰岛素依赖型糖尿病和非胰岛素依赖型糖尿病。

一、胰岛素依赖型糖尿病与发病过程：人体卫士的倒戈

所谓胰岛素依赖型糖尿病，指患者的生存必须依赖于从体外注射胰岛素。

这一类型的糖尿病非常严重，发病很急。前文所说的多食、多饮、多尿、消瘦的"三多一少"症状十分明显，患者会感到十分疲乏，甚至会引起死亡。这一类型的糖尿病只占全部糖尿病的5%，治疗上却很明确长期坚持注射胰岛素。

胰岛素依赖型糖尿患者可能是因为身体的免疫系统，损害了自身的胰脏，使胰脏分泌胰岛素的功能显著下降，甚至不能分泌胰岛素，于是导致了糖尿病。

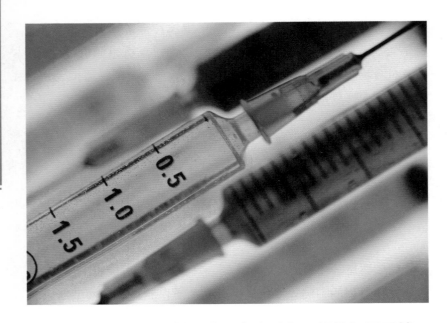

二、非胰岛素依赖型糖尿病及发病过程：钥匙打不开锁

非胰岛素依赖型糖尿病是指在治疗上不依赖注射胰岛素，可能是在遗传缺陷的基础上，由于身体过度肥胖和胰岛素受体异常所致。

将受体比喻为人体细胞上的锁，胰岛素就是开启细胞上胰岛素受体的钥匙；一把钥匙开一把锁，当胰岛素和细胞上的胰岛素受体结合以后，就可以促进血液的糖分进入细胞，从而降低血糖。但是，当胰岛素受体异常时，胰岛素和胰岛素受体不能很好地结合，就如同钥匙打不开锁，因此血中的糖分就不能进入细胞被细胞利用，因而，人体的血糖就升高，于是产生了糖尿病。

第五节　糖尿病的发病过程

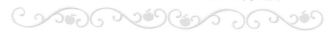

　　非胰岛素依赖型糖尿病是一种发病十分缓慢的疾病，很多身体上的异常变化是在不知不觉中进行的，所以令人难以防范，等到在医院检查出糖尿病时，往往已发展到相当严重的程度。

　　糖尿病的发病过程，可以分成四个阶段。每个阶段都有各自的特点，四个阶段是循序发展的。

一、预期糖尿病阶段：容易发生糖尿病的人群

　　预期某人可能会患上糖尿病。这些人包括：

　　1. 父亲或母亲患有糖尿病的人。

　　2. 体重超出正常值的 20%以上，并经常进食高热量食物的人。

　　3. 孪生兄弟（或姐妹、兄妹、姐弟）中有一人已患上糖尿病的人。

　　4. 妇女曾分娩过巨大婴儿（4 千克以上）者。

　　5. 有反复发作的慢性胰脏炎、肝炎、肝硬化者。

　　6. 胰脏做过手术或受过外伤的人。

爱 心 提 示

　　以上几种人，都容易患上糖尿病，在他们尚未患病之前，我们即称之为预期糖尿病阶段。这一阶段，在医院检查不出任何异常的变化，但具有以上条件的人，自己应高度警惕，随时注意身体上的某些异常信号，这些异常信号已在前文中详细列举，一旦出现这些信号，就应立即去医院做糖尿病的专项检查。

另外，预期会发生糖尿病的人，应注意生活中的细节，少进食高热量食物、多运动、减肥等，都有助于避免糖尿病的发生。

二、隐性糖尿病阶段

隐性糖尿病就是指以前曾得过糖尿病，但现在却是正常，一般是在怀孕、感染、烧伤、中风、心肌梗死等情况下而产生的，只持续了较短的一段时间，随着以上特殊情况的解除，糖尿病症状也消除了。

这一阶段的人，必须定期到医院做糖尿病专项检查，因为这些人随时都可能再次出现糖尿病症状，并更严重。

三、无症状糖尿病阶段

这一时期的患者，没有表现出糖尿病的症状。在测定患者进

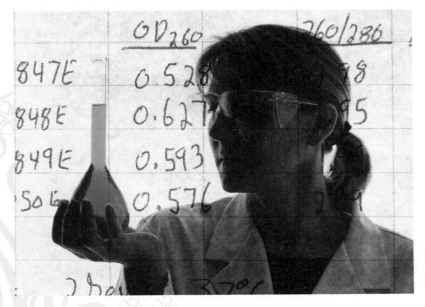

食后血糖却往往高于正常，升高得很快。葡萄糖耐量试验异常。

四、症状明显的临床糖尿病阶段

这个阶段，患者会有明显的糖尿病症状出现，如口渴、多饮、多尿、多食、体重减轻、消瘦、皮肤感染等。

这一阶段的患者，大多会到医院去看病。

许多积极治疗的糖尿患者，过着如同正常人一样的生活，始终保持着乐观积极的情绪，有些甚至活得比普通人还要长寿。

第六节　糖尿病的诊断

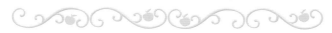

要确定一个人是否患上糖尿病，必须到医院做一些糖尿病方面的检查。糖尿病的相关检查包括：尿糖的测定、血糖的测定、葡萄糖耐量试验等。以下简要地介绍这些诊断方法以及注意事项。

一、尿糖的测定：诊断糖尿病的必备步骤之一

尿有甜味，是因为血液中的糖分显著升高。血糖升高后，当血液流经肾脏时，就会将糖过滤到尿液中，这样就出现了尿糖。

测定尿糖的常用方法：

尿糖试纸法。这种方法测定尿糖，简便易行，容易掌握，测定的结果也非常可靠。便于自我检测。

1. 采集尿液：尿液必须新鲜（2小时以内），一般取饭后1~2小时以后或空腹时的尿。

2. 将试纸的纸端，浸于尿液中，30秒后拿出。等候1分钟后，将其颜色与标准比色板进行对照，如果试纸由原先的黄色变

为绿色，那就说明尿中含有糖分，是阳性结果，用"+"表示；颜色越深，说明糖分越多，化验单上的"+"号就越多。

这种试纸在医院或药店都可以买得到，建议每一位患者和可能患上糖尿病者，都应在家庭中自备试纸，随时检测自己的尿液。

二、血糖的测定：诊断糖尿病的必备步骤之二

测定血液中含糖量的多少，是诊断糖尿病的必备步骤之二。除了在医院进行，现在也有家庭用血糖仪。

正常人体的血糖，有一定的波动，例如，吃饭之后，血糖上升；运动之后，血糖下降。但人体的血糖一般都保持在一个正常的范围，而糖尿病患者的血糖超出了这个范围。

为了避免饮食、运动等因素对血糖测定的影响，一般要求患者在前一天晚上 10 点以后就不要再吃食物，然后在第二天清晨尚未吃饭时，抽血化验血糖，这时测出的血糖叫空腹血糖。

饭后人体血糖会上升，这时抽血测出的血糖叫饭后血糖。

以上空腹血糖和饭后血糖一般都要做，空腹血糖的正常值为 3.9~6.1 毫摩尔/升；而饭后 2 小时以内的血糖，不能高于 7.7 毫摩尔/升。如果血糖值比正常要高，那么就可诊断为患有糖尿病了。

需要注意的是，烦躁不安、失眠、恐惧等情绪，都可以影响血糖测定的准确性。

爱 心 提 示

如果检查出血糖升高，那么，最好隔一天以后再测量一次，以便得到准确的诊断。

三、葡萄糖耐量试验：使隐性糖尿病无处藏身的检查方法

这个试验可用于早期诊断糖尿病，特别适合症状不明显或没有症状，血糖、尿糖也没有异常的潜伏性、隐性糖尿病患者。

给予患者一定量的葡萄糖（或口服或静脉注射），然后在各个不同的时段，分别测量患者的血糖值，这样就可以了解身体利用葡萄糖的能力。

> **爱 · 心 · 提 · 示**
>
> 葡萄糖耐量试验分为三种：口服葡萄糖耐力试验、静脉注射葡萄糖耐力试验和口服皮质酮葡萄糖耐量试验。

（一）口服葡萄糖耐量试验

做此项试验，要求在前 3 天，每天进食的淀粉类应高于 300 克，如米饭、面食等。

要测定者前一天晚饭后到第二天清晨不要再进食。早晨醒来后，在未进食时，抽血检查空腹血糖，然后让患者口服葡萄糖 100 克。之后，分别在摄入葡萄糖后的半小时、1 小时、2 小时、3 小时，各抽血一次，看其血糖的变化。正常人的血糖数值如下表：

空腹	1 小时	2 小时	3 小时
小于 110 毫克	小于 170 毫克	小于 120 毫克	小于 110 毫克

如果各个时段的数值都高于表中所列数据，那么可以明确诊断为糖尿病。如果其中的某几项高于正常，医生会根据所测定的数值，并结合患者的情况来判断是否患上了糖尿病，以及病情的轻重。

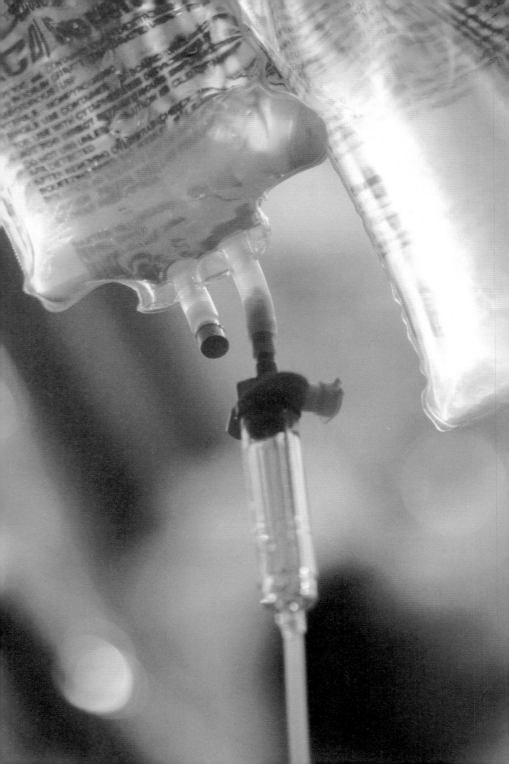

（二）静脉注射葡萄糖耐量试验

这个试验与上面的基本相同，只是把口服葡萄糖改为静脉注射。这是为那些胃肠吸收功能不好的患者考虑的，从灵敏度来说，不如口服葡萄糖耐量试验。此方法现已被其他方法所替代。

（三）口服皮质酮葡萄糖耐量试验

这个检查与口服葡萄糖耐量试验方法一样，只是在口服葡萄糖之前的 8 小时和 2 小时，分别注射一定量的皮质酮。

这个方法比前面两种试验都要准确，特别适合那些潜伏性的糖尿病患者。此方法现已被其他方法所替代。

第七节 糖尿病的预后和发展趋向

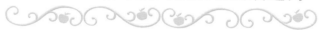

糖尿病患者只要治疗有方、控制得好，不但能延迟和延缓并发症的发生，而且能和正常人一样长寿，同正常人一样地工作和生活。相形之下，有些糖尿病患者尽管病情较轻，但因为治疗不及时、不恰当，自我调养又不好，结果使病情不断加重，并发症频繁出现，甚至因为并发症而死亡。

在这里，尤其要强调的是，糖尿病患者的自我调养是一个非常重要的问题，自我调养不但包括糖尿病患者应了解有关糖尿病的基础知识，还要对自己的疾病有足够的认识。更重要的是，患

爱 心 提 示

糖尿病的发展趋势有两种：一种是治疗、调养得不好，病情向恶化方向发展；一种是治疗、调养得当，病情就会稳定下来，患者也能够正常地工作、生活，并能长寿。

者应知道糖尿病的调养方法，包括饮食起居等一系列常识。

　　精神和情绪对糖尿病的影响较大，长期的精神紧张、恐惧会使糖尿病患者病情恶化，因此，消除紧张情绪、恐惧心理和悲观失望的心理状态是非常必要的。

第二章

糖尿病的预防

由于糖尿病的医疗费用十分昂贵，给患者的家庭和社会带来了沉重的负担，据统计，1992 年美国用于糖尿病的医疗费用高达 200 亿美元。所以，目前世界各国都对糖尿病的严重性日益关注。

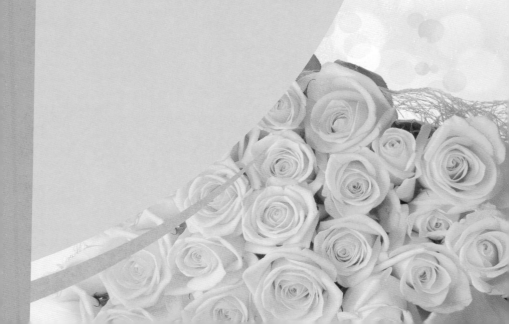

第一节　预防的意义与可能性

糖尿病是一种严重危害人类健康的慢性疾病，除了糖尿病本身给患者的身体造成损害之外，糖尿病还会引起很多并发症，可以引起患者视力的损害而导致失明，引起血管的损害而导致冠心病、中风、下肢腐烂坏死，严重的还会致人残废，甚至死亡。

为了降低糖尿病的发生率以及控制糖尿病的并发症，医学专家们提出了糖尿病的三级预防方案，并建议医生和患者能按照这个方案，对糖尿病及其并发症进行预防。

第二节　糖尿病的一级预防

所谓一级预防，就是防止那些可能发生糖尿病的人患上糖尿病。容易患上糖尿病的人包括：有家族性糖尿病的人、长期进食高热量食物的而又身体肥胖的人、患有高血压或动脉硬化并且缺乏运动锻炼的人、生育过巨大婴儿的妇女等。

糖尿病的一级预防，就是要求以上这几类人在日常生活中注意以下几个方面的问题，以防止糖尿病的发生。

1. 在饮食方面，要避免进食含有大量脂肪的食物，如肥肉、高脂牛奶等，而应多吃一些含有可溶性纤维素的谷物、水果、蔬菜等。总之，饮食以清淡为宜。

2. 适当增加体育锻炼：一方面体育运动可以促进全身血液循环，使身体代谢功能增强；另一方面，适当的运动可以消除紧张

爱 心 提 示

总之，一级预防是为了那些易患糖尿病，但还没有患病的人而采取的措施。如果已经有了一些信号或迹象，表明已经患上了潜伏性的糖尿病，那么就要开始二级预防了。

郁闷的情绪，这对于预防糖尿病的发生十分有益。

3. 采取一些减肥措施：因为体型肥胖是糖尿病发生的一个重要因素。

第三节　糖尿病的二级预防

二级预防所针对的对象是已经有了某些患病的迹象而症状不明显。二级预防所要采取的措施，除了一级预防的所有措施以外，就是要定期做尿糖、血糖和葡萄糖耐量等糖尿病的检查。

如果证明已患上糖尿病，那么就要进行及时有效的治疗了。

第四节　糖尿病的三级预防

所谓三级预防指预防糖尿病并发症的发生。

三级糖尿病的预防措施包括：

1. 积极治疗糖尿病，这一点将在本书糖尿病治疗的内容中加以介绍。

2. 在日常生活中要注意戒烟戒酒、合理调配膳食、少吃肥腻食物、控制饮食、注意劳逸结合、进行适当的体力活动。

　　由于糖尿病及其并发症的治疗是一个长期、连续、复杂的过程，用药的种类、剂量、配伍、增减等都是很讲究的，应在医生的指导下进行，不要随意更改或中断治疗。

第二章

糖尿病的西医治疗

在糖尿病的治疗和康复上，应中、西医两条路并行。在我国，由于具有得天独厚的中医药、气功、针灸等优势，从治疗效果来看，要比单独用西药治疗更优越。

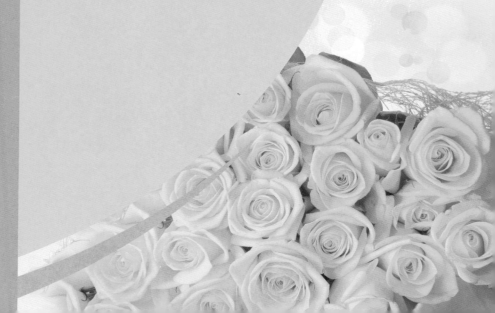

著名的医学家乔斯林曾说过："糖尿病是可以控制的，但是不能医好。"这句话代表了治疗糖尿病的现状。到目前为止，糖尿病的病因和发病过程尚未完全阐明，国内外都没有找到完全根治糖尿病的方法。因此，糖尿病的治疗主要是以控制其不发展、不恶化为目的。在我国，由于具有得天独厚的中医药、气功、针灸等优势，从治疗效果来看，要比单独用西药治疗更优越。本章主要介绍西医治疗糖尿病的一系列问题和注意事项。

第一节　治疗的原则和疗效的标准

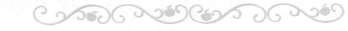

治疗糖尿病，既要保持身体内有足够的血糖满足需要，又要使血糖下降到正常值。正确的治疗原则可总结成 16 个字："综合治疗、减轻体重、合理饮食、持之以恒。"

1."综合治疗"，是要求糖尿病患者在医生的指导下，合理地运用各种药物，在用药物治疗的同时，还要采取饮食疗法、运动疗法以及中医、气功、针灸等治疗方法。实际证明，综合治疗比单独依赖药物治疗的效果要好得多。

2."减轻体重"，是针对那些体型肥胖的糖尿病患者所提的要求。在前文中我们已经知道体型肥胖的人，其体内的脂肪影响了胰岛素的功能而导致糖尿病，所以对体型肥胖者而言，减轻体重可以说是治疗糖尿病的首要要求。

爱 心 提 示

　　"综合治疗、减轻体重、合理饮食、持之以恒"这 16 个字是每一位糖尿患者都需要了解的治疗原则，在此原则下才能谈及糖尿病的治疗。

3. "合理饮食"，是糖尿病治疗的基础。可以说，凡是容易患上糖尿病的人和已患上糖尿病的人，终生都要保持合理的饮食，合理饮食的意思是指少进食高脂肪、高胆固醇的食物，多进食低脂肪、低胆固醇、多纤维素的蔬菜、水果、杂粮等。

4. "持之以恒"，是糖尿病治疗中的基本要求，无论是在治疗方面，还是在饮食控制方面，都应按照要求持之以恒。

糖尿病的控制包括两方面的内容，一是症状的控制，二是血糖、尿糖等化验指标的控制，兹将这两方面的控制标准列成如下两个表格：

糖尿病控制标准

观察项目	理想控制	较好控制	一般控制	控制较差
"三多一少"的典型症状	完全消失	大部分消失	部分消失	未消失
疲倦乏力	完全消失	大部分消失	部分消失	未消失
劳动能力	完全恢复	大部分恢复	部分恢复	未恢复
体重	标准体重±5%	超过标准体重的5%~10%	超过标准体重的10%~20%	超过标准体重20%以上
肢体麻木感	不明显	较轻微	有麻木感	有疼痛感
皮肤症状	不明显	较轻微	腿部皮肤有色素沉着	有皮肤感染或腐烂

血糖、尿糖、葡萄糖耐力的控制标准

检查项目	理想控制	较好控制	一般控制	控制较差
血糖(毫克%)空腹	小于 100	小于 130	小于 150	小于 170
饭后 1 小时	小于 150	小于 180	小于 200	小于 200
饭后 2 小时	小于 130	小于 150	小于 180	小于 180
饭后 3 小时	小于 100	小于 130	小于 150	小于 150
尿糖(克)24 小时的总量	小于 5	小于 10	小于 15	大于 15
占每天食糖量的%	小于 2.5	小于 5	小于 7.5	大于 7.5
口服葡萄糖耐量试验	恢复正常	明显好转	轻度好转	没有变化

　　患者朋友们可以把自己的情况与以上两个表格中的各个项目进行对照，看看自己的糖尿病控制得怎么样。如果达到了理想控制的标准，那么恭喜您取得了好的治疗效果，但不要忘记"持之以恒"。如果控制得较好，那么就要找出差距所在，针对差距采取措施；如果控制得一般或控制得较差，就需要去咨询您的医生，请他帮助您找出原因，制订治疗方案，以便能将糖尿病控制在理想的水平。

第二节　口服降糖药治疗

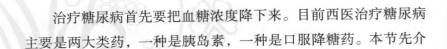

　　治疗糖尿病首先要把血糖浓度降下来。目前西医治疗糖尿病主要是两大类药，一种是胰岛素，一种是口服降糖药。本节先介

绍口服降糖药的用法、不良反应、禁忌证及注意事项。

一、口服降糖药的种类、作用过程和适应类型

目前口服降糖药主要有两种，一种是磺胺类（SU），一种是双胍类（BG）。

口服降糖药的主要作用过程是：能够促进胰脏分泌胰岛素，增加机体对葡萄糖的利用，减少胃肠对葡萄糖的吸收，因此当吃进降糖药之后，血糖浓度会降下来。

二、口服降糖药的用法

口服降糖药的用法可以分为四个阶段进行：

（一）开始阶段

先选用一种降糖药，从少量开始服用，逐渐增加用量，直到把血糖控制在正常水平。如果没有获得令人满意的效果，可以增大用量到该药的最大许可量。如果已用到最大剂量仍未得到满意控制，可以加用另一种口服降糖药，也是从少量逐渐增量，直至达到正常血糖的水平。

爱 心 提 示

口服降糖药主要用于治疗非胰岛素依赖型糖尿病。

（二）继续治疗阶段

将血糖控制到正常水平后，可以维持原剂量持续治疗一段时间，使胰脏功能得到康复。

（三）减量阶段

当病情逐渐好转，血糖已正常并持续了较长时间（即有稳定

疗效），可以慢慢地削减药量。先减一种，保持另一种不变，同时要密切注意病情的变化，如果减量后尿糖增多，血糖升高，应及早加药。

(四) 减量阶段

寻找一个最适合的剂量，维持长时间的治疗，使糖尿病患者得到较好的控制。

在药物的使用上，需要在医生的指导下进行，不要自行增加药物的使用，也不可因为症状的改善而擅自减药。只有这样，才能很好地控制病情，不使病情反复发生。

三、口服降糖药的不良反应和禁忌证

口服降糖药的不良反应是比较多的，每个人的反应程度也不大相同。概括起来，口服降糖药的不良反应有：恶心、呕吐、腹泻、食欲减退、皮疹、低血糖反应等。其中最严重的不良反应是低血糖反应。

低血糖反应是指在服用了降糖药以后，使血糖降得太低，以至于不能提供给人体正常需要的能量，患者会出现头晕、乏力，甚至晕倒。防范的措施是：随身携带糖块，当感到头晕、乏力、出虚汗，甚至快要晕倒时，赶紧把糖块放入口中，以补充体内糖分；另外，还要随身携带一张卡片，在卡片上写："我是一个糖尿病患者，当我晕倒时，请将我口袋里的糖放入我的口中，并将我送进医院，谢谢!"这样，万一在您发生低血糖反应而晕倒时，遇到好心的路人或许可以帮助您。

由于口服降糖药有许多不良反应，所以并不是每个糖尿病患者都适合口服降糖药。凡是有以下情况的糖尿病患者，应禁止使用口服降糖药。

1. 肾功能不好的人。

2. 心脏衰弱、缺氧，以及正在发烧的患者。

3. 肝炎、肝硬化、胰脏炎的患者。

4. 做手术前后。

5. 怀孕的妇女。

6. 对该药过敏的人。

7. 昏迷的糖尿病患者。

8. 酒精中毒或每天进食热量低于 1 大卡的人。

9. 有明显视力下降的糖尿病患者。

爱 心 提 示

以上 9 种情况，是口服降糖药的禁忌证，对这些人的糖尿病，要采用其他疗法。

四、口服降糖药注意事项

（一）注意药物间的相互影响

在服用口服降糖药的过程中，若同时服用某些其他药物，可能会增强或减弱口服降糖药的降糖作用，有增强口服降糖药降糖作用的药物包括：磺胺类药、单胺氧化酶抑制剂、安妥明、保泰松、水杨酸盐等。

能减弱口服降糖药作用的药物包括：糖皮质激素、甲状腺激素、利尿剂、苯妥英钠、利福平、口服避孕药、烟酸等。

糖尿病患者对以上两种情况应多加重视，无论是增强作用还是减弱作用，都会打乱糖尿病的治疗计划。

（二）服用降糖药物后，密切关注血糖情况

使用口服降糖药以后，空腹血糖下降到 5 毫摩尔/升以下时，应马上减量或停药，否则会引起低血糖反应。

（三）在医生的指导下服用口服降糖药

只要病情不是很严重，应该先进行食疗、运动疗法和中医疗法，最后才考虑使用降糖药。

（四）把握好服药的时间

在口服降糖药的服用时间上，最好在餐前 30 分钟空腹服药为宜。另外，在睡觉之前最好不要服药，以免引起夜间及次日早晨的低血糖反应，发生危险。

爱 心 提 示

以上四点内容是糖尿病患者在使用口服降糖药的过程中应该注意的问题。

第三节　胰岛素治疗

运用胰岛素治疗糖尿病，是目前西医治疗糖尿病最重要的方法。胰岛素治疗糖尿病的新纪元，挽救了许多糖尿患者的生命。

一、胰岛素为什么能治疗糖尿病

我们已知道，糖尿病是由于身体的胰脏出了问题，以至于分泌胰岛素不足，胰岛素的缺乏，使血液中的糖分不能被身体所利用，于是产生了糖尿病。所以我们可以从体外把胰岛素注射进入患者的身体，从体外注射进去的胰岛素与身体自身产生的胰岛素一样，可以提高人体对血糖的利用，降低血糖，达到治疗糖尿病的效果。

前面所说的儿童、青少年糖尿病患者，体内胰岛素严重不足，所以必须用胰岛素治疗。而成年糖尿患者，体内可以产生一部分胰岛素，他们可以先用饮食疗法、运动疗法进行治疗，其次再用口服降糖药。如果病情进一步发展，那么也必须用胰岛素治疗。

概括起来，糖尿病必须用胰岛素治疗的情况有以下几种：

爱 心 提 示

以下 8 种情况的糖尿患者，必须运用胰岛素进行治疗，当然一般情况下医生会决定是否用胰岛素治疗，但作为糖尿患者，也需要了解这些情况。

1. 儿童及青少年糖尿病。

2. 营养状况差，非常消瘦的成年糖尿病患者。

3. 糖尿病病情较重，有各种并发症的出现，或是有严重的感染、外伤、大手术等情况而不能进食者。

4. 糖尿病妇女在怀孕期间。

5. 饮食疗法和口服降糖药治疗后，效果不佳的糖尿患者。

6. 肝功能、肾功能不好的糖尿患者。

7. 糖尿病妇女兼有严重的外阴瘙痒者。

8. 糖尿患者发生酮症、酸中毒者（这是一种严重的糖尿病并发症，处理不当可引起患者昏迷，甚至死亡）。

二、使用胰岛素之前的准备

使用胰岛素可以让胰脏得到充分的休息，使其慢慢恢复功能。糖尿病是一个慢性病，治疗时间也比较长；同时注射胰岛素是一个每天必做的工作，大部分患者都是由家庭成员或是自己注射，因此需要一些物质准备，包括：

（1）常备一些有关糖尿病的参考书籍。

（2）备有体重计、弹簧秤或盘秤，以便每天测量自己的体重和调配糖尿病的饮食（参阅第六章第一节：糖尿病患者的饮食调配）。

（3）胰岛素注射器、消毒盘、酒精棉球、碘酒。

（4）最好购置血糖仪，并学会操作方法。

爱 心 提 示

做好以上精神和物质上的两种准备，就差不多可以进行胰岛素的治疗了，但是在治疗过程中还会出现种种情况，患者也须了解，这些内容将陆续展现在以后的章节中。

三、胰岛素的种类、效能和使用范围

（一）胰岛素的种类

1. 动物胰岛素：

短效胰岛素（普通胰岛素）：400 单位/支

长效胰岛素（鱼精蛋白锌胰岛素）：400 单位/支

2. 人胰岛素：主要由两个厂家生产，美国礼来公司的优泌林和丹麦诺和诺德公司的诺和灵。

优泌林

（1）瓶装剂型：400 单位/支

常规优泌林（短效）

中效优泌林（中效）

优泌林 70/30（预混 30%短效、70%中效）

（2）笔芯剂型：300 单位/支

优泌林 R 笔芯（短效）

优泌林 N 笔芯（中效）

优泌林 70/30 笔芯（预混）

诺和灵

（1）瓶装剂型：400 单位/支

诺和灵 R（短效）

诺和灵 N（中效）

诺和灵 30R（预混 30%短效、70%中效）

（2）笔芯剂型：300 单位/支

卡式胰岛素 R 笔芯（短效）

卡式胰岛素 N 笔芯（中效）

卡式胰岛素 30R 笔芯（预混 30%短效、70%中效）

卡式胰岛素 50R 笔芯（预混 50%短效、50%中效）

（二）常用胰岛素剂型

1. 普通胰岛素：

（1）适应证：Ⅰ、Ⅱ型糖尿病。

（2）用法：一般 2~4 克葡萄糖需要 lU 胰岛素，餐前 30 分钟皮下注射。

（3）制品：注射剂 400U10ml。

2. 基因工程胰岛素：

（1）适应证：对动物胰岛素过敏、出现脂质萎缩、对动物胰岛素耐药。

（2）用法：常规型可一天内多次使用；中效可 1 天 1~2 次使用；70/30 混合型一般一天使用 2 次，早上使用总量的 2/3，晚上给予总量的 1/3。

（3）制品：常规优泌林（R）400U/10ml；中效优泌林（N）400U/10ml；优泌林 70/30 混合型 400U/10ml。

3. 低精蛋白锌人胰岛素（中效）：

制品：（1）诺和灵 N 400U/10ml。

（2）诺和灵 N 笔芯 100U/ml，3ml/瓶。

4. 中性可溶性人胰岛素（短效）：

制品：（1）诺和灵 R 400U/10ml。

（2）诺和灵 R 笔芯 100U/ml，3ml/瓶。

5. 双时向低精蛋白锌人胰岛素 30R（30%短效，70%中效）：

制品：（1）诺和灵 30R 400U/10ml。

（2）诺和灵 30R 笔芯 100U/ml，3ml/瓶。

6. 双时向低精蛋白锌人胰岛素 50R（50%短效，70%中效）：

制品：诺和灵 50R 笔芯 100U/ml 3ml/瓶

7. 精蛋白锌胰岛素（长效）：

（1）适应证：用于轻中度糖尿病，尤其是血糖波动大不易控制时，本药首选。

（2）用法：一般 10U~20U/天，一天用量超过 40U 时，分两次皮下注射。

（3）制品：注射剂 400U/ml。

（三）胰岛素使用注意事项

1. 胰岛素剂量的计算：

（1）根据体重估计，一般小剂量开始，0.3U~0.4U/kg 体重。

（2）根据病情轻重估计，每日胰岛素生理分泌量为 40U~50U，故中型病例可开始使用 4U~10U，重型病例 16U~20U，餐前 30 分钟皮下注射，一日 3 次。

（3）按照尿糖排出量估计，每 2 克糖用 1U 胰岛素。

（4）按照血糖浓度估计，如患者体重 60 千克，体液总量=60×60%=36 千克，如血糖为 11.2mmol/L，则体内多余的葡萄糖约为 36 克，以每 2 克糖需 1U 胰岛素计算，需补充胰岛素 18U，初次给予 1/3~1/2。

（5）三餐胰岛素量一般早晨大于晚上，晚上大于中午。

（6）每次胰岛素剂量调整，应小于原剂量的 20%，且观察 3~4 天后再进行调整，老年患者一般每 3~6 天调整一次剂量。

2. 胰岛素不同剂型的作用：

（1）短效，主要用于控制餐后血糖。

（2）中效，作用时间长可控制第二餐后血糖。

（3）长效，主要提供基础水平的胰岛素浓度。

3. 胰岛素使用宜从小剂量开始，注意剂量的高度个体化和低血糖反应。

4. 从普通胰岛素转为人工胰岛素治疗时，宜从原始剂量的 2/3 开始。

5. 使用胰岛素治疗的常见不良反应：

（1）低血糖反应，表现为头晕、出汗、乏力和饥饿感，严重时可出现中枢神经系统症状。

（2）胰岛素抗体形成、过敏反应和皮下脂肪萎缩。

（3）皮下硬结形成。

（4）体重增加。

（5）胰岛素水肿。

胰岛素注射进入身体，被吸收进入血液之后会产生效果。待胰岛素在血液中存在一段时间后，会被身体消耗。根据胰岛素在身体内产生作用的时间长短，可以分为短效胰岛素、中效胰岛素、长效胰岛素3种。为便于读者掌握这3种胰岛素在体内作用时间的长短，您可以根据自己所用的胰岛素种类，注意它在体内作用的时间，以便掌握用药的时间，避免发生意外。

6. 胰岛素的使用原则是：

（1）不论什么情况，凡是初次使用胰岛素的患者，都需选用普通胰岛素（速效胰岛素），因为普通胰岛素的效果来得快，作用持续的时间短，所以容易调整。

（2）糖尿病病情严重，发生昏迷，抢救时一般要用普通胰岛素；重度感染、手术或心肌梗死的糖尿患者，也应该用普通胰岛素。

（3）中效胰岛素主要适用于糖尿病经普通胰岛素治疗后，状况稳定的患者。为了减少注射次数，而与中效胰岛素配合使用。中效胰岛素一般不单独使用，因为它发挥作用缓慢，如果单独使用，它不能很好地控制餐后一段时间的高血糖。但有些患者，其自身尚有一定的胰岛素分泌能力，在吃饭后，血糖的升高幅度不大，对于这些患者，可以单独使用中效胰岛素。

（4）长效胰岛素一般也不单独使用，只是为了减少注射的次数而与普通胰岛素和中效胰岛素配合使用。

（5）正确掌握胰岛素的使用方法。这一点是胰岛素使用原则中最为重要也较为复杂的部分，而且也是每位患者必须掌握的内容，为此本书将在下文中单独加以详细介绍。

四、胰岛素的使用方法

正确使用胰岛素，包括很多部分，其中胰岛素使用的剂量、胰岛素与饮食的调配，以及和其他药物合用的情况等内容，是读者应该非常明了的。

（一）初用胰岛素时，剂量的估算

正常人每天分泌胰岛素 24~28（个单位），当发生糖尿病以后，人体分泌胰岛素减少，其减少的部分，需由注射的胰岛素来补充，如此才能满足正常人体的需要。但因为每个人的病情轻重不一，每个人对胰岛素的敏感性也不一样，所以在得了糖尿病以后，所需注射胰岛素的剂量也因人而异。因此，每个患者在初次使用胰岛素进行治疗时，都要对剂量进行估算，以便摸索出适合本人的剂量。

1. 按照尿糖浓度估算法：这种估算方法比较简单，它是根据尿液中含糖量的多少，来确定使用胰岛素的剂量。尿糖的多少是用"+"号来表示的，"+"号越多，说明尿糖越多。具体计算方法是：每天吃饭前测量尿糖浓度，按每个"+"号的尿糖给予 4 个单位的胰岛素计算。

2. 按照血糖浓度估算法：这种估算方法，是根据患者的空腹血糖值，按照以下公式估算胰岛素用量。

（血糖数值−100）×10×体重（千克）×0.6÷2000=每日胰岛素

爱 心 提 示

在找到适合自己的剂量后，患者应经常测量尿糖，以便随时调整剂量，直到尿糖变为阴性而又不引起低血糖反应时，就属于最适合的剂量了。当然，如果要做大的变动，应先找医生咨询。

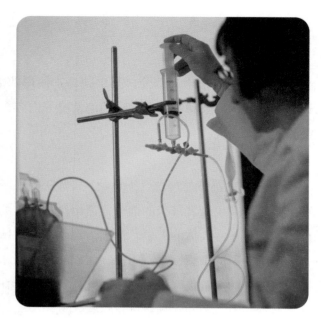

的剂量。

开始用量应比估算量要低，以免发生低血糖反应。用药 3~5 天以后，可以再根据尿糖或血糖值逐步调整，直至空腹血糖正常或接近正常（140mg/dl 以下），尿糖阴性。此时胰岛素的用量，在持续治疗一段时间后，可以逐渐减少，直至减到每日的最小维持量。最小维持量的意思是，这个剂量已到了最低限度，如果再减，哪怕一点点，也会引起尿糖、血糖上升。

以上两种估算剂量的方法，希望读者能认真掌握。并每天在吃饭前，都可以测一下尿糖，并做记录，以便将数据提供给医生参考，有利于医生为您调整剂量。

（二）胰岛素的用量在一天中的分配

胰岛素的剂量确定之后，需要每天的剂量要分几次注射。一般是分 3 次注射，在早餐、中餐、晚餐前各一次，早餐前注射量最大，晚餐前次之，午餐前注射得最少，分配比例一般为 3:2:1。

（三）胰岛素与饮食的调配

大多数患者，在经过胰岛素治疗后，病情可以得到令人满意的控制，但病情较重者，效果有时不太好，这就需要胰岛素与饮食之间的调配。调配的方法，要根据尿糖的浓度来确定，有以下五种调配方案：

1. 晚餐之后到睡觉之前，如果尿糖比较高，可以在晚餐前加用普通胰岛素。

2. 如果在半夜到次日早晨早餐前尿糖较高，可在晚餐前加用适量的中效胰岛素，或者略微增加同等数量的长效与普通胰岛素。

3. 如果在睡觉前尿糖是正常的，但第二天早晨的尿糖却很高（一般要达到"+++"），这说明患者在夜里出现过低血糖，所以这种情况的患者，应该在睡觉前吃点东西，可以将晚餐分量的 1/3 留到睡觉前吃。

4. 如果患者在吃午饭之前的尿糖较高，可以适当减少早餐的分量，将早餐中的一部分并在午餐内，或者可以在上午 10 点钟时加餐。

5. 如果要参加体力活动，应该在体力劳动前，适当加餐，以免发生低血糖。

一般情况下，只要能把饮食和胰岛素的关系，按照以上 5 种情况进行调整，绝大多数患者可以获得令人满意的疗效。

爱 心 提 示

能使胰岛素降血糖的功能减弱的药物有：促肾上腺皮质激素（ACTH）、生长激素、泌乳素、糖皮质激素、醛固酮、胰升糖素、甲状腺素、甲碘胺、甲状腺蛋白、儿茶酚胺、利尿剂、女性口服避孕药等。

五、影响胰岛素治疗作用的药物

能促进胰岛素降低血糖功能的药物有：β 阻滞剂、胍乙啶、安妥明、土霉素、痢特灵、磺胺类、保泰松、他巴唑、丙磺舒、氟苯丙胺、单胺氧化酶、抑制剂、酒精等。

第四节 糖尿病治疗中出现的几种特殊现象

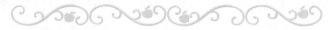

在糖尿病的治疗过程中，患者往往会出现一些比较特殊的现象，这些现象的出现，常常提示患者在治疗时应采取一些措施，所以了解这些特殊现象，对糖尿病的治疗很有意义。

一、黎明现象

黎明现象是指：糖尿病患者，在清晨的时候，血糖明显升高，而且要想把血糖维持在正常值，就必须注射较大剂量的胰岛素。

因为在清晨时血糖很高，对糖尿病患者是一个不利的因素，所以我们的措施是：在晚餐前注射普通胰岛素，然后再在睡觉前注射 1 次中效或长效胰岛素。

二、苏木杰（Somogyi）现象

如果患者胰岛素注射的剂量太大，会使患者出现低血糖，随后，患者的血糖突然升高，反而出现了高血糖。这种现象后来被命名为苏木杰现象，即"有低血糖就会有高血糖。"

有的患者会有剧烈的头痛；有些人情绪激动、兴奋不已；有些人疲倦乏力、眼前发黑；有的患者在夜里多汗、恶梦连篇、嗜

睡；有的出现腹痛；儿童还会出现记忆力减退、学习成绩下降等；有时在睡眠时抖动不安或有打鼾声。这些症状的出现，往往都意味着患者发生了苏木杰现象，说明患者用的胰岛素剂量太大了，需要适当减少用量。

一般来说，胰岛素的剂量不能超过1单位/千克体重/日，超过这个剂量，多半会发生苏木杰现象。

三、糖尿病的蜜月期现象

糖尿病的蜜月期，是指在糖尿病被发现以后，用胰岛素进行治疗，能很好地控制一段时期，这一时期一般可以持续1~2年。

糖尿病患者要充分认识到，"蜜月期"只不过是糖尿病发展过程中的一个良好阶段，绝不可放松警惕。相反地，应该严密观察，做好记录，每天自测尿糖，定期做血糖检查，及时发现病情变化，做妥善处理。

第五节　其他西医疗法

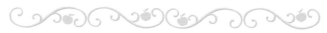

医学总是在不断地进步着，在糖尿病的治疗方面，近年来也有了一些新的方法，在此，向读者做一些介绍。

一、人工胰岛

人工胰岛，又称为胰岛泵，这是一个人工制造的机器，它可以模仿人的胰脏，随着人体的需要而释放胰岛素。但它的体积很大，不便于携带，价格也非常昂贵，目前，一般都是在医院中使用。

　　人工胰岛目前主要用于胰岛素依赖型的糖尿病患者，因为这一类型的糖尿病患者其血糖的波动很大，用注射胰岛素的方法难以很好地控制病情。此外，糖尿病患者做过肾脏移植手术之后，以及糖尿病患者妊娠期间，都适宜于用人工胰岛来进行治疗。

二、胰岛移植

　　给患者做手术，换上一个新的胰脏。但目前胰岛移植的效果还不能令人满意，主要是因为身体对移植的胰脏细胞有排斥反应。

　　最近有报道说，对糖尿病患者施以"回肠转位联合胃转流术"治疗糖尿病，血糖可以得到有效控制并恢复正常。这是一项非常诱人的具有突破性的新进展，目前医学家已在对此加紧研究，并进行临床观察。

爱 心 提 示

　　可以预见，如果胰岛移植的研究取得了突破性的进展，那么，每位糖尿患者只需做一次手术，就可以一劳永逸地将糖尿病根治，这是一个非常诱人的前景。目前医学家正在加紧这方面的研究。

第四章

糖尿病的中医治疗

　　早在两千多年前，我们的祖先就已发现了糖尿病，并对这个病进行了研究，累积了丰富的治疗经验，时至科学日益发展的现代社会，中医仍然是中国人治疗糖尿病的常用方法之一，并卓有成效，可以说，祖先的余荫，泽被后人。

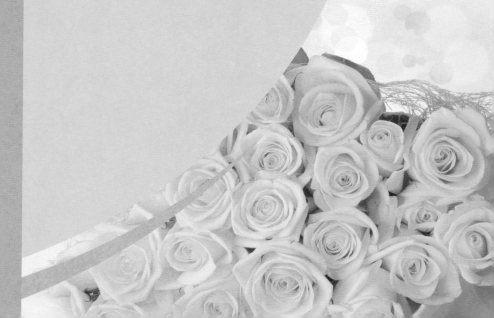

早在两千多年前，我们的祖先就已发现了糖尿病，并对这个病进行了研究，以代谢平衡为中心，清热养阴、健脾益气、活血化瘀，累积了丰富的治疗经验，时至科学日益发展的现代社会，中医仍然是中国人治疗糖尿病的常用方法之一，并卓有成效，可以说，祖先的余荫，泽被后人。

第一节　中医认识糖尿病的历史沿革

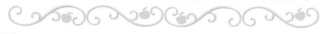

一、 中医典籍《黄帝内经》第一次记载了糖尿病

在这本书里，记载有这样的话，"甘美肥胖，易患消渴"，意思是指，经常进食甘甜美味食品的人，一般都很肥胖，这种人，容易患上消渴病，即糖尿病。

二、医圣张仲景奠定了治疗糖尿病的基础

张仲景在其《伤寒杂病论》中，对消渴的治疗提出了方法，指出："渴欲饮水，口干苦燥者，白虎加入人参汤主之。"这句话的意思是说，（消渴病）口干想喝水，并且舌苔干燥的人，应该用"白虎加人参汤"来治疗。这个方子，至今仍在中医临床上用于治疗糖尿病，张仲景对后世治疗糖尿病的影响，由此可见一斑。

张仲景创立了治疗糖尿病的思维方法。例如，有消渴病的人，会有多饮、多食、多尿、消瘦等症状，但每个患者的表现不尽相同，有的糖尿病患者的多饮症状明显一点，有的患者多尿症状明显一点。张仲景认为，多饮的患者，一般是因为肺和胃的热气过盛，所以在治疗上，选用那些能够清泻肺、胃热气的中药方剂，

像前面提到的白虎加人参汤，就属于清泄肺胃热气的方子。如果患者的症状是多尿很严重，并且全身疲惫乏力，面色也没有红润之色，那是属于肾阳亏虚所造成的，在治疗上，就不能用清泄肺、胃热气的中药，而应该用补肾壮阳的药来治疗。

三、后世对糖尿病辨证施治的发展

隋朝的太医（御医）巢元方，在其著作《诸病源候论》中，把糖尿病分为：消渴候、消病候、大病后气虚候、渴利候、渴利后虚损候、内消候、强中候等八种情况。巢元方还强调，饮食过量是消渴的诱发因素之一。他是历史上第一位详尽地阐述了消渴病并发痈疽及皮肤病原因的医学家。

自晋至唐，出现了许多消渴病专著，例如，谢南郡著的《疗消渴众方》，孙思邈的《备急千金方》。以及"金元四大家"的李东垣、朱丹溪、张子和、刘完素都对中医治疗糖尿病做出了重要贡献。

清代名医叶天士的《临证指南》代表了清代治疗糖尿病的成就。

爱 心 提 示

消渴病的治疗在唐、宋、金、元几个朝代得到了较大发展，从孙思邈的"清热泻火"到刘完素的"三消"学说，一直到朱丹溪的养阴清热，日趋完备，终于奠定了中医清热养阴以治疗消渴病的思想。

四、当代中医治疗糖尿病的概况

当代中医治疗糖尿病的效果是肯定的，作用比较持久、平稳，没有不良反应，并能改善患者的生活品质，但中医的缺点在于，效果来得比较缓慢，疗程比较长，所以，中医适合于治疗那些轻、中型患者。但对于病情严重，需要迅速降低血糖的重型患者，一般不单独采用中医治疗，而是先用胰岛素，等到病情稳定之后，再结合中医治疗，往往比单独用西药的效果好。

第二节　中医关于糖尿病的理论及特点

中医在宏观上对糖尿病有了一个独特的理论观念，形成了自身的特点。概括起来，这些理论及特点包括：病因理论、治疗理论、康复理论三大方面。

一、中医对糖尿病病因的认识

对糖尿病发病原因与发病过程的认识，中医主要是从整体观点来加以研究的，中医认为人体是一个有机的整体，这个整体中的各个部分，包括五脏、六腑及人体内的气、血、津液，都要相互协调、相互平衡，才能保持身体的健康，这些协调与平衡一旦被打乱，就会产生各种各样的疾病，而糖尿病即为其中的一种。中医认为，引起糖尿病的具体原因，可归结为五个方面：

（一）禀赋不足，五脏柔弱

这一理论在《黄帝内经》中，就已提出，"五脏都很柔弱的人，容易得糖尿病。"

五脏柔弱，一般是先天性的，属于先天禀赋不足，提示患糖尿病有遗传因素。

可以把中医所说的先天禀赋不足，理解为遗传上的缺陷。

中医把先天禀赋不足，五脏柔弱视为糖尿病的重要内因，不过，中医常说的一句话是，先天不足后天补遗，那些天生比较容易患糖尿病的人，可以通过运动锻炼或饮食的调养，而使柔弱的五脏坚强起来，这样就可以减少糖尿病的发生。

（二）情志不调，郁久化火

《黄帝内经》还提出发怒会导致人体的气血逆乱，甚至血脉郁滞。血脉郁滞的时间长了，就转化为火气，火气会使人的肌肤干燥消瘦，这就是糖尿病的病因。

当代医学也证实了，现代社会工作节奏的加快、人际关系的复杂、生活压力的增加，是导致人类现代疾病的重要原因，这些现代疾病包括糖尿病、高血压、心脏病等

精神情绪的紊乱，既是引起糖尿病的原因，也是糖尿病治疗与康复中的大敌，这在本书以后的章节中还会多次提到。

（三）饮食不节，郁热伤津

饮食过度而不加节制，会导致肥胖，而肥胖会使人体分泌的胰岛素不能很好地发挥降血糖的效应，因而导致糖尿病。

《黄帝内经》也提到糖尿病是那些富贵之人，吃多了大鱼大肉导致肥胖后所生的一种疾病。

（四）六淫侵袭，化热损阴

《黄帝内经》说，任何疾病，在开始的时候，可能是由于感受到风寒，风寒沿着身体的皮肤肌肉，进入身体内部，这也是糖尿病的原因之一。

现代医学发现胰岛素依赖型糖尿病，确实与病毒感染有关。由于病毒感染，致使人体胰脏受到损害，进而导致了胰岛素依赖型糖尿病；而非胰岛素依赖型糖尿病患者一旦受到感染，也会产生血糖上升、病情加重的现象。

（五）劳逸失度，房劳伤肾

有很多糖尿病患者，在他们拼命工作，非常勤劳的时候，身体很好，而一旦事业有成，经济宽裕之后，整天无所事事，除了吃饭就是睡觉，而引起身体肥胖，这时他们才患有糖尿病。

中医认为，性生活过度，会损害肾脏。性生活与糖尿病的关系，在以后的章节中，有专篇讨论。

以上五种观念，即为中医对糖尿病病因病理的认识。概括起来说，中医认为，糖尿病是由于先天不足，兼之以情志不调，或饮食不节，或六淫侵袭，或劳逸失度而引起。

二、中医治疗糖尿病的理论与特点

中医治疗任何疾病，一定要先找到发病的根本原因，然后才可以谈得上治疗，这就是中医所说的"治病必求于本"。

中医治疗糖尿病时，相应地要采取清热、泻火、补气、补肾等具体的治疗方法。中医治疗糖尿病，不光是治本，而且还要治疗具体的症状，也就是中医所说的治标。简单地说就是，既治标，又治本。

中医治疗糖尿病的另一个特点是作用较和缓，相应地，治疗的时间也比较长。

仍以上面的例子来说，要改善患者先天禀赋不足、五脏皆柔弱的这个病根，就需要通过运动锻炼，这是一个较为漫长的过程，需要患者的主动配合，并坚持不懈，才能达到这一目标。当然，除了运动锻炼这一方法外，中医还主张通过饮食疗法、气功疗法、针灸按摩疗法等，使五脏柔弱得以治疗。中医是十分重视通过饮食疗法对疾病进行治疗的。并把饮食疗法、运动疗法、药物疗法并列为治疗糖尿病的三驾马车。

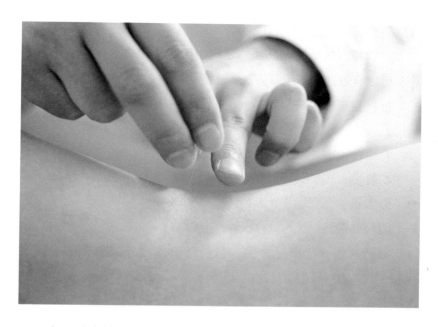

　　中医治疗糖尿病的特点可以概括为三点：第一，强调治疗求本，要消除病根；第二，重视饮食疗法，饮食疗法解决不了，再用中药及针灸、按摩等疗法；第三，治疗时强调，要多种治疗方法综合在一起，对糖尿病进行综合治疗。

三、中医关于糖尿病的康复理论

　　康复从字面的意思来看，是恢复健康之意。意思虽然明确而简单，但要达到恢复健康的这个目标，则需要一个相当复杂而漫长的过程；对于糖尿病这种慢性、终身性疾病来说，更是如此。

　　中国民间俗语有说一个人从患病到康复，是"三分治，七分养"。

　　中医认为调养在人体的康复中占有重要的位置。把对疾病的调养贯彻到患者的日常生活中，在平日饮食起居中，体现出调养的重要性。

在康复方法中，尤其能体现出中医的优越之处，因为中医有许多行之有效的调养康复方法，主要包括：

1. 饮食调养中药药膳。

2. 气功。

3. 穴位按摩。

4. 针灸。

5. 太极拳。

6. 经络锻炼。

以上这些养生康复方法，目前已引起国外医学界的普遍关注和重视。中药药膳、针灸、气功、太极拳等，受到了广泛的欢迎。

第三节　中医对糖尿病的辨证施治

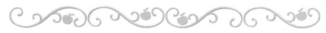

一、辨证施治是怎么回事

任何一种疾病，在其发生发展过程中，都会有各式各样的症状出现，例如，糖尿病患者会出现多饮、多食、多尿、消瘦等症状，中医通过这些症状，判断出患者是患上了糖尿病，但此时还不能决定用什么中药来进行治疗，因为，虽然确定了病名，但每个患者的情况是不一样的，中医还要考虑患者的年龄、体质、面色、舌苔等情况，经过这么一次综合的考察和分析之后，确定了患者的证型，中医才可以进行治疗。这就是所谓的辨证施治。

中医与西医的治病方式是有很大区别的。对于糖尿病，西医运用胰岛素或口服降糖药进行治疗，任何患者都一样，只是在药物的剂量上有所不同；而中医则没有如此简单，虽然同属糖尿病，但每个患者的情况不一样，证型也不一样，所以，用的中药也会有所不同。

二、糖尿病的辨证施治

糖尿病的典型症状是多饮、多食、多尿，这些症状有时全部都会出现，有时只有其中的某一两项出现，而且，这些症状在不同的患者身上，常常有轻重主次之分，有些患者的多饮症状突出一点，有些患者多尿症状突出一点，有些患者的多食症状突出一点。中医根据这些症状轻重的不同，把糖尿病分成三种类型，凡是多饮症状突出的，称之为上消；多食症状突出的，称之为中消；多尿症状突出的，称之为下消。在这三种不同类型的糖尿病中，结合考虑患者的一些其他情况，如年龄、体质、胖瘦、舌苔等，再把患者分成不同的证型，分别加以治疗。

（一）上消

上消是指糖尿病患者最突出、最显著的症状是多饮。一般有两种症型：

1. 肺热津伤：

主要症状：常常感到口干舌燥，要饮用大量的水，但饮水之后仍然不能解渴；患者一般比较消瘦；可能会有失眠；患者的脸色有些暗红；皮肤干燥，没有光泽；小便频率较高，尿也比较多；舌的颜色是暗红的，舌苔有点黄，而且比较干燥；患者的年龄一般都在 40 岁以上。

治疗原则：滋阴清热、生津止渴。

基本方药：天花粉 30 克、生石膏 30 克、生地黄 20 克、麦冬

15 克、天冬 15 克、知母 10 克、鲜藕汁 1 碗。

加减：除以上主要症状外，如遇到了以下情况，可以在基本方药中，加入一些中药：

（1）如失眠较重，可加入：酸枣仁 10 克、远志 10 克。

（2）如兼有干咳无痰，可加入：生甘草 5 克、枇杷叶 10 克、杏仁 10 克、梨汁 1 碗。

（3）如兼有疲倦乏力、气喘吁吁，可加入：西洋参 10 克、黄芪 10 克。

2. 心火灼肺：

主要症状：非常口渴，喜欢喝冷饮；常常感到心中烦热；性情比较急躁，夜里辗转反侧，难以入眠；小便不多，常常是黄红色的尿液；舌尖红，并常常长出芒刺，比较疼痛；舌苔黄色，并且干燥。

治疗原则：清泄心肺之火，佐以养阴生津。

基本方药：黄连 3 克、淡竹叶 9 克、生地 15 克、白芍 15 克、麦冬 15 克、天冬 15 克、阿胶 10 克、木通 6 克、柏子仁 10 克、鲜藕汁 1 碗。

加减：

（1）如果失眠多梦比较严重者，可加入：酸枣仁 10 克、远志 10 克。

（2）如兼有大便干燥、秘而不通的，可加入：大黄 6 克、芒硝 3 克。

（3）如性格急躁易怒，动辄发火者，可加入：龙胆草 10 克、柴胡 6 克。

（二）中消

中消是指糖尿病的症状主要以多食为主，每天要吃很多，并且还常感饥饿。这一类型的糖尿病，一般有以下三种证型。

1. 胃火炽盛：

主要症状：胃口奇好，每餐都要吃很多，但却常常感到饥饿；在发病之前，一般身体很胖，得病之后，虽然吃得很多，但却日渐消瘦；患者往往有便秘；舌红苔黄；面色暗红。

治疗原则：清泄胃火。

基本方药：生石膏 30 克、知母 10 克、大黄 6 克、粳米 10 克、生甘草 9 克、牛膝 5 克。

加减：

（1）如便秘较严重，可加入：芒硝 3 克。

（2）如兼有口渴、多饮者，可加入：天花粉 30 克。

2. 肝火犯胃：

主要症状：性情急躁，容易发怒；多食多饮，并常感到饥饿；面色发红，血压可能会比较高；有时感到头晕目眩，尤其在发怒时表现得更为明显；患者的体型较胖；舌红无苔。

治疗原则：清肝泄火、滋养胃阴。

基本方药：龙胆草 10 克、栀子 10 克、柴胡 6 克、生地 20 克、天冬 15 克、麦冬 15 克、泽泻 9 克。

加减：

（1）如兼有便秘者，可加入：大黄 6 克、芒硝 3 克。

（2）如兼有口渴心烦者，可加入：天花粉 20 克、知母 10 克、生石膏 20 克。

3. 脾气虚、胃火盛：

主要症状：食量较大，但并不感到饥饿；饭后痰多；身体肥胖，虽病但身体却并不消瘦；全身疲倦无力，讲话时的声音也比较低弱；面色较暗，舌淡红，舌体较大。

治疗原则：健脾气、清胃火。

基本方药：石膏 20 克、知母 10 克、山药 20 克、茯苓 10 克、陈皮 15 克、西洋参 10 克、黄芪 15 克、生地黄 15 克、鲜藕汁 1 碗。

加减：

（1）兼有下肢水肿症状的，可加入：车前子 10 克、泽泻 9 克。

（2）如兼有口渴多饮的，可加入：天花粉 20 克。

（三）下消

下消是指糖尿病的症状主要以尿多为主，每天小便次数较多，甚至可以达到 40 次以上。下消主要有两种证型：

1. 肾阴亏虚：

主要症状：频尿且量多，尿的颜色混浊，如同膏脂；患者身体消瘦，面色暗红；口中干燥，饮水也较多；腰背常有酸痛感；睡眠不好，并且多梦；舌质干红，舌体瘦，没有舌苔。

治疗原则：滋阴降火。

基本方药：熟地黄 15 克、山药 15 克、山萸肉 15 克、泽泻 9 克、茯苓 10 克、丹皮 10 克、龟板 20 克、菟丝子 15 克、肉苁蓉 20 克、何首乌 15 克、桑寄生 15 克、肉桂 10 克。

加减：

（1）多梦、睡眠不安者，可加入：龙骨 25 克、磁石 30 克。

（2）尿液混浊，如同油膏，情况比较严重的，可加入：草薢15 克、牡蛎 15 克、桑螵蛸 10 克。

（3）兼有午后身体发热、口中干渴者，可加入：知母 10 克、生石膏 20 克、麦冬 15 克、天冬 15 克。

2. 肾阴肾阳两虚：

主要症状：小便次数极多，一日可达 40~50 次；尿液混浊；

面色苍白发暗；性欲低下，腰膝酸软无力；全身乏力，稍微活动一下，就气喘吁吁；体型大多较为消瘦，也可能是比较肥胖；舌质淡，舌苔薄而白；年龄一般比较大（55岁以上）。

治疗原则：温肾壮阳、滋阴固涩。

基本方药：熟地黄30克、山药20克、山萸肉20克、泽泻9克、茯苓9克、丹皮9克、肉桂10克、附子9克、仙茅10克、仙灵脾10克、金樱子20克、锁阳10克、芡实10克、牡蛎10克、龙骨20克、刺蒺藜10克。

加减：

（1）兼有阳痿者，可加入：淫羊藿15克、海马10克。

（2）兼有气喘咳嗽者，可加入：白果15克。

以上介绍了中医对糖尿病的辨证施治，由于本书主要是为一般读者而编著的，所以，在介绍中医对糖尿病的辨证施治时，比较详细地列举了各种不同证型的症状，而对于中医是如何判断这些症状是属于某一证型的过程，略而未谈，因为这些内容非常专业，属于医生所要掌握的内容。作为一般读者，在利用本书所提供的中药处方治疗糖尿病时，应该注意以下事项：

（1）要仔细地阅读各个证型所包括的症状，并将这些症状与自己的症状相对照，找到自己所属的证型。然后可以把书中所列的处方抄下来，到中药店买药进行治疗。当然，最好能事先向中医大夫进行一些咨询。

（2）中药治疗的疗效标准，和本书第三章所列举的治疗标准一样，最终以血糖、尿糖得到理想的控制为目标。如果患者仅仅是感到症状好转，而血糖、尿糖下降得不多，那么仍需继续治疗。

（3）中药治疗的疗程，一般至少要一个月以上，每天1服药，早、中、晚各服一次。只要感觉到服用后身体状况好转，就可以一直服用下去；治疗糖尿病的中药，对人体基本没有什么不良反应。

（4）中药治疗的同时，也可以用西医进行治疗，本章随后将对此作专门介绍，希望读者参阅。

（5）如觉得每天煎煮中药麻烦，可以请药店帮您把中药制作成丸剂，用处方中的液体药（如鲜藕汁、鲜梨汁等）送服。每天服用的剂量相当于1服中药。

（6）服用中药的同时，患者也要注意饮食、运动等方面的调理。

以上六个方面，是患者在利用中医治疗糖尿病的过程中，应该注意的一些问题。

第四节　治疗糖尿病的中药介绍

有古今中医书籍中所有用于治疗糖尿病的中药，主要有以下几类：

一、清热类中药

黄连、黄柏、黄芩、大黄、生石膏、山栀、丹皮、竹叶。其中，生石膏、黄连被使用的次数最多。

适应证：多食症状较重的糖尿病，尤其是身体发热、面色暗红、身体较胖者。

二、养阴类中药

天花粉、知母、玄参、生地、麦冬、天冬、白芍、石斛、玉竹、何首乌、黄精、沙参、酸枣仁。

适应证：口干渴而多饮症状明显的糖尿病，兼有皮肤干枯、心中烦热等症状者，尤为适宜。

三、益气类药

党参、西洋参、生晒参、太子参、黄芪、刺五加。

适应证：全身疲倦乏力症状明显的糖尿病，稍微活动就气喘吁吁的患者尤为适宜。

四、健脾类药

山药、白术、薏米、茯苓、扁豆、糯米、麦芽、甘草、砂仁。

适应证：适用于身体肥胖、多食而不见消瘦的糖尿病患者；痰多者尤为适宜。

五、补肾类药

熟地、枸杞子、山萸肉、菟丝子、金樱子、五味子、女贞子、桑螵蛸、益智仁、冬虫夏草、杜仲、龟板、桑寄生、鳖甲、胡桃肉、肉苁蓉、仙灵脾、仙茅。

适应证：多尿症状明显、尿色混浊的糖尿病患者；兼有阳痿、性功能衰退、腰膝酸软等症状者，尤为适宜。

以上几类药，在糖尿病的治疗中，占有重要位置，一般多在处方中配伍合用，但也可以单味服用，服用的方法也多以煎煮为主，或是把这些药当作茶水饮用。

第五节 常用治疗糖尿病的古方、名方、单方、验方

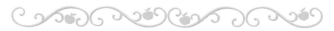

中医治疗糖尿病具有两千多年的经验，历代医学家在治疗本病的过程中，创制了许多对糖尿病卓有疗效的处方，其中的佼佼者，一直沿用至今。此外，历代民间也累积了一批治疗糖尿病的单方、验方。本书将这些古方、名方、单方、验方进行一个总结，内容包括每个处方的来历、适应证和制作方法，读者可以根据自己的情况，选择合适的方子，进行治疗。

一、古方、名方

1. 生栝蒌根汤

来源：唐朝《千金方》。

药物组成：生栝楼根（即天花粉）900克。

用法：把生栝楼根和5000毫升水同煮，当水剩下750毫升时，去渣。服用药汁，每次服用50毫升。一日1次。

适应证：口渴症状较重的糖尿病患者。

2. 九房散

来源：唐朝《千金方》。

药物组成：黄连90克、菟丝子90克、蒲黄90克、芒硝30克、大黄60克、鸡内金90克。

用法：以上药物磨成粉，混合均匀，每次取用5克，以温开水冲服。一日3次。

适应证：适于多食症状严重，并伴有便秘及面色发红，身体肥胖的糖尿病患者。

3. 枸杞子根汤

来源：唐朝《千金方》。

药物组成：枸杞子根 30 克、麦冬 30 克、小麦 20 克。

用法：水煎服，一日 1 剂，分 3 次服用。

适应证：糖尿病小便频数或小便不禁、口中发苦、干渴者。

4. 玉液汤

来源：清朝《医学衷中参西录》。

药物组成：山药 30 克、黄芪 15 克、知母 18 克、鸡内金 6 克、葛根 4.5 克、五味子 9 克、天花粉 9 克

用法：水煎服，一日 2 剂，分 3 次服用。

适应证：糖尿病伴有身体发热、口渴症状突出者。

5. 消渴方

来源：金元代《丹溪心法》。

药物组成：黄连 50 克、天花粉 50 克、生地 50 克。

用法：以上药物磨成粉，每日服用 3 次，每次用 1 汤匙，用鲜藕汁送服。

适应证：糖尿病伴有口渴严重、阴囊下汗液较多者，尤为适宜。

6. 生地四物汤

来源：清朝《医学心悟》。

药物组成：生地 10 克、麦冬 15 克、山药 30 克、丹皮 10 克、荷叶 6 克、黄连 6 克、黄芩 6 克、黄柏 6 克。

用法：水煎服，一日 1 剂，分 3 次服用。

适应证：适用于口渴症状较重，并有身体发热症状的糖尿病患者。

7. 缩水丸

来源：《杨氏家藏方》。

药物组成：甘遂 15 克、黄连 30 克。

用法：将上药研碎为粉末，用水和成饼。蒸熟后，每次服用 1.5 克，一日 3 次。服药时，忌用甘草。

主治：口渴多饮，饮后不尿，导致水肿的糖尿病患者。服用本药，水肿消失之后，就应该停止服用，不能多服。

8. 地骨皮方

来源：宋朝《圣济总录》。

药物组成：地骨皮 45 克、土瓜根 45 克、天花粉 45 克、芦根 45 克、麦冬 60 克、枣 7 枚（去核）。

用法：以上药物磨成粉，搅匀，每次取 120 克，用水煎服，一日 1 剂，分 3 次服用。

适应证：糖尿病日夜饮水不止，小便频数。

9. 萆薢丸

来源：宋朝《济生方》。

药物组成：萆薢 500 克。

用法：将药磨成细末，用蜂蜜和成药丸，每丸如黄豆大小。每次取 70 丸，饭前用淡盐水送服。

适应证：糖尿病小便频数，尿液混浊，甚至如油膏一样者。

10. 增损肾沥汤

来源：唐朝《千金方》。

药物组成：羊肾 1 具、远志 15 克、人参 15 克、泽泻 15 克、生地 15 克、当归 15 克、龙骨 15 克、黄芩 15 克、甘草 15 克、川芎 15 克、生姜 30 克、五味子 15 克、大枣 20 枚（去核）、麦冬 30 克。

用法：水煎服，一日 1 剂，分 3 次服用。

适应证：适用于疲倦乏力的糖尿患者，兼有心血管疾病者，尤为合适。

11. 玉女煎

来源：明朝《景岳全书》。

药物组成：麦冬 6 克、熟地 15 克、知母 5 克、牛膝 5 克。

用法：水煎服，一日 1 剂，分 3 次服用。

适应证：多食易饥症状明显的糖尿病。

12. 猪肚方

来源：唐朝《千金方》。

药物组成：猪肚 1 具、黄连 6 克、玉米须 6 克、天花粉 12 克、茯神 12 克、知母 98 克、麦冬 6 克。

用法：以上药物用水煎煮，加盐、姜少许。待猪肚烂熟后，去掉汤上的浮油，吃猪肚，喝汤，可长年服用。

适应证：一切糖尿病皆可。

13. 茯神汤方

来源：唐朝《千金方》。

药物组成：茯神 6 克、天花粉 15 克、麦冬 15 克、生地 18 克、葳蕤 12 克、小麦 30 克、淡竹叶 10 克、大枣 20 枚（去核）、知母 12 克。

用法：水煎服，感到口渴便可以服用。

适应证：适用于口渴症状严重的糖尿病患者，兼有身体发热、失眠者，尤为适宜。

二、单方、验方

单方、验方是指一些祖传或民间流传的，或是卓有灵验的一些方子。这些方子的特点是：药物组成比较少，一般都只有一至两味药；效果比较好，多是前人经验的总结。以下单验方，都有治疗糖尿病的作用。

第一方

药物组成：大黑蚂蚁（去头）若干。

用法：用微波炉烘干，研成细末，装入胶囊。每日服用 5 克，分 2 次服用。

第二方

药物组成：原蚕（即再养晚蚕）24 克。

用法：用微波炉烘干，研成粉末，装入胶囊。每日服用 12 克，分 3 次服用。

第三方

药物组成：麻子仁 30 克。

用法：水煎服，一日 1 剂，分 3 次服用。适合于口渴多饮症状较严重，小便红赤的糖尿病患者。

第四方

药物组成：冬瓜皮 30 克、南瓜皮 30 克、西瓜皮 20 克（以新鲜的为佳）。

用法：水煎服，感到口渴便可服用，可治疗有水肿症状的糖尿病。

第五方

药物组成：人参 90 克、天花粉 90 克。

用法：碾研成粉末。用蜂蜜调和，制成黄豆大小的药丸。每次服 30 丸，用麦冬汤（麦冬 15 克水煎）送服。

第六方

药物组成：冬瓜 1 个。

用法：削去瓜皮后，将冬瓜埋在潮湿的地中。一天以后取出，破开，取其中的清汁服用。一日 1 个。

第七方

药物组成：番石榴叶 10 克。

用法：水煎服，一日 1 次，分 3 次服用。有降低血糖的功效。

第八方

药物组成：苦瓜若干。

用法：将苦瓜晒干，研碎成粉末，制成 0.5 克重的药丸，每日服用 3 丸，饭前 1 小时服用。有降低血糖的功效。

第六节　中药、西药合用治疗糖尿病

治疗糖尿病的西药和中药是可以合在一起用的，而且会比单用西药的效果好。

一、非胰岛素依赖型糖尿病患者首选中医治疗

非胰岛素依赖型糖尿病，一般病情发展比较缓慢，患者大多都是身体肥胖，病情不是十分严重。可先选择饮食疗法、运动疗法和中医疗法。

二、补救的措施是中西医结合治疗

很多患者，都是在不合理地用过西药后，才来找中医诊治，

但中医要注意一些关键性的问题。

开始服用中药的同时，也要服用以前所用的西药，随着时间的推移，逐渐地减少西药的用量，不能一下减量太多，而是要小量地减少，同时不使血糖、尿糖上升，这样一直减到停止用西药也可以把血糖、尿糖控制在正常水平时为止。然后，再持续地用中药维持治疗一段时间，同时，要采取饮食方面的控制。待病情稳定之后，再逐渐减少中药的服用量，直到可以完全用饮食控制，而血糖、尿糖也不超过正常值时，就可以停止中药的治疗了。但需要切记的是，饮食的控制是终生都要实行的疗法。

三、胰岛素依赖型糖尿病也可以中西药合用

对于胰岛素依赖型糖尿病患者，必须终生注射胰岛素才能控制糖尿病。这种类型的糖尿患者绝大多数是 15 岁以下的儿童、少

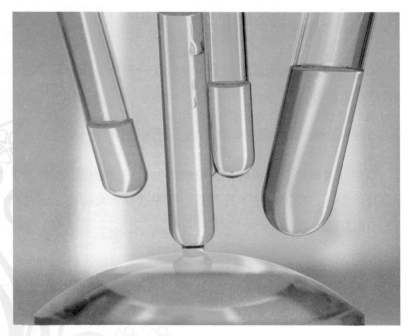

年，他们也可以合用中药治疗。合用中药治疗可减少糖尿病并发症的产生，促进青少年的身体发育，并能使生活品质得以改善和提高。

第七节　治疗糖尿病的中药煎煮方法

汤剂是中医治疗糖尿病的最常用剂型，汤剂都是要用水来煎煮。中药的正确煎煮方法，对提高治疗效果有极大帮助，不能忽视。

一、煎煮前的准备

正确的做法是，把药买回来后，用冷水把干药浸泡 30~60 分钟，这样，可以使药物变软，药物的细胞壁膨胀破裂，药物的有效成分容易渗透到水分中，这时再煎煮。随着水温的逐渐增高，药物的有效成分才可以全部被煎出。

一般中药的煎煮用水量以浸过药物 4~5 厘米为宜。治疗糖尿病的中药，用水量可以多一些，但不要超出药物以上 6 厘米。

二、煎煮中药的用火与时间

煎煮中药必须正确掌握好火候。

具体到糖尿病的治疗上，因为各种糖尿病患者所用的中药不同，故而对用火的要求也有所不同。以本书辨证施治的中药为标准，凡是治疗上消的中药，都应先用武火煮沸，再用文火煮 5~10 分钟即可；凡是治疗中消的中药，都应先用武火煮沸，再用文火煎煮15~20分钟即可；凡是用来治疗下消的中药，从一开始就应该用文火慢慢熬，待水沸后，继续熬30~50分钟，在此期间，若水不足，可稍稍加入一些冷水，以药汁不被熬焦为度。

第五章

糖尿病的其他疗法

　　所谓其他疗法，是指不使用任何化学药物，只是通过一定的方法激发人体自身的生理功能，使疾病痊愈。这些方法，主要是指通过饮食、运动等，祛除疾病。控制饮食、减轻体重、适量运动等是预防和治疗糖尿病的基本要求，所以，糖尿病的其他疗法是每位糖尿病患者都必须了解的内容。

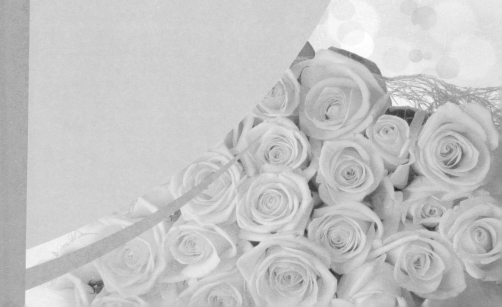

第一节　中医传统饮食疗法：药膳疗法

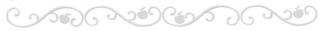

　　饮食疗法对于糖尿病来说，有着极其重要的意义，通过日常的饮食来控制糖尿病，是最为理想的选择。

　　对糖尿病患者来说，有两套饮食疗法的体系，一种为现代西医所提倡的饮食疗法，它的内容是以控制糖尿病患者的进食量，以达到控制糖尿病的目的；一种是中医所说的饮食疗法，其内容是指那些既可作为食物，又可作为药物的饮食疗法，也就是我们平常听说的药膳疗法。

一、中医饮食疗法的概念和原理

　　中医饮食疗法的概念是，把中医药与中餐结合起来，即是药膳。

　　药膳是把经过特殊处理的一些中药和一些特定的食品原料相配伍，通过合理的烹调方法，制作成色、香、味、形俱佳的膳肴，因而既可充饥饱腹，增补营养，又可消除疾病，滋补强壮，延年益寿。所以，药膳既不同于单纯的中药方剂，也区别于普通的饮食。

> **爱　心　提　示**
>
> 　　药膳治病的原理，实质与中药治病的原理类似，也是通过中医的辨证施治，选取适当的中药，再配以食物而制成的。在选取药膳时，也需要根据症状来选择，这样，才可发挥更好的治疗效果。

66

二、常用治疗糖尿病药膳及其适应证

药膳是以中药、米、面、菜为基本原料，制成小吃、点心、菜肴等。药膳中的中药大多是药性较为平和的中药，制作的方法主要是蒸、煮、烙、焖等，方法简单，一般家庭都有条件制作，读者可以选择适合自己症状的药膳，作为日常的饮食，如能持之以恒，疗效会非常好。

（一）可作为主食的药膳

1. 姜片牛肉饭：

处方来源：《家庭食疗手册》。

配方：牛肉 50 克，生姜、酱油、花生油各 5 克，大米 100 克，清水适量。

适用：本品有补中益气、祛寒健胃之功效，用于糖尿患者有痰多、身体肥胖、怕冷等症状者。

2. 黄鳝姜片饭：

处方来源：《家庭食疗手册》。

配方：黄鳝肉 100 克、生姜 15 克、花生油和食盐各 5 克、粳米 100 克。

适用：本品补阴血、建脾胃。适用于一切糖尿病患者。

3. 鸡肉焖米饭：

处方来源：《家庭食疗手册》。

配方：鸡肉 50 克、生姜 15 克、花生油 5 克、食盐 3 克、大米 150 克、清水适量。

适用：凡糖尿病日久，身体消瘦亏虚者可选用，可作为正餐主食。

4. 八宝饭：

处方来源：《药膳食谱集锦》。

配方：薏苡仁、白扁豆、莲子肉（去心）各 50 克、大枣 26 枚、青梅 25 克、核桃肉、龙眼肉各 50 克、糯米 500 克、猪油 10 克、蜂蜜适量、清水适量。

适用：糖尿病久病不愈、精神不振、体弱者皆可食之。

5. 盘春面：

处方来源：《饮膳正要》。

配方：面条 100 克、羊肉、羊肺、羊肚各 15 克、鸡蛋 1 个、生姜 3 克、韭黄 50 克、蘑菇 50 克，食盐、醋各 5 克，胡椒粉少许。

适用：糖尿病多尿、消瘦、乏力者可选用作膳疗正餐。

6. 山药面：

处方来源：《饮膳正要》。

配方：白面 100 克、豆粉 6 克、鲜山药 50 克、羊肉 20 克、鸡蛋 2 个、姜、葱、盐适量。

适用：凡糖尿病日久而形体消瘦、气血双亏、面色苍白者均可选用。

7. 炒米面粉：

处方来源：《本草拾遗》。

配方：米粉、面粉各 250 克。

适用：适用于口渴、多饮症状严重者。食用时用开水冲调，并可以加入适量食盐、蜂蜜。

8. 南瓜饼：

处方来源：《民间验方》。

配方：南瓜 60 克、米粉 100 克。

适用：南瓜有降血糖作用，糖尿患者可作为主食长期食用，效果良好。

9. 健脾糕：

处方来源：《实用食疗方精选》。

配方：党参 15 克、山药 15 克、莲子肉 6 克、茯苓 8 克、芡实 6 克、薏苡仁 6 克、糯米 150 克、粳米 350 克、蜂蜜 50 克。

适用：糖尿病多尿、遗精、早泄即白带过多者均可膳用。

(二) 可作为日常食谱的药膳

1. 归参炖母鸡：

处方来源：《乾坤生意》。

配方：当归 35 克、党参 20 克、黄芪 50 克、母鸡 1 只（约 1500 克），生姜、葱、米酒、食盐适量。

适用：本品可用于糖尿病日久气血亏耗、身体虚弱及产妇体虚者。

2. 猪胰片：

处方来源：《士材三书》。

配方：猪胰 1 具、薏苡仁 15 克。

适用：治疗糖尿病可选作辅助食疗。

3. 山药炖羊肚：

处方来源：《家庭食疗手册》

配方：羊肚 500 克、山药 60 克、食盐 3 克。

适用：本膳用于糖尿病多尿，患者宜空腹食之。

4. 玉米须炖蚌肉：

处方来源：《家庭食疗手册》。

配方：玉米须 50 克、蚌肉 200 克、盐 3 克。

适用：本品用于糖尿病及糖尿病合并肾病者。

5. 韭菜煮蛤肉：

处方来源：《家庭食疗手册》。

配方：韭菜 200 克，蛤蜊肉 250 克，酱油 5 克，醋 5 克。

6. 姜汁菠菜：

处方来源：《中国药膳学》。

配方：菠菜 250 克、生姜 15 克、酱油 15 克，食盐、麻油各 3 克，味精、醋、花椒油各 1 克。

适用：本膳可调肠胃，常用于糖尿病之口渴多饮、便秘、腹泻等患者。

7. 何首乌煮鸡蛋：

处方来源：《家庭食疗手册》。

配方：何首乌 90 克，鸡蛋 2 个。

适用：本膳常用于糖尿病并发动脉硬化者。

（三）作为加餐的药膳

1. 萝卜粥：

处方来源：《饮膳正要》。

配方：大萝卜 5 个、粳米 50 克。

适用：治疗糖尿病症见口渴多饮、舌焦口燥、小便频数者。

2. 胡萝卜粥：

处方来源：《本草纲目》。

配方：胡萝卜 2~3 根、粳米 50 克。

适用：本膳有明显的降血糖作用，常饮可以预防和治疗糖尿病。

3. 天花粉粥：

处方来源：《千金月令》。

配方：天花粉 30 克、粳米 100 克。

适用：本膳可用于一切非胰岛素依赖型糖尿病。

4. 葛根粉粥：

处方来源：《圣济总录》。

配方：葛根粉 15 克、粟米 50 克。

适用：治疗糖尿病之口渴多饮者。

5. 山药桂圆粥：

处方来源：《实用中医营养学》。

配方：鲜山药 100 克、桂圆肉 15 克、荔枝肉 3~5 个、五味子 5 克、蜂蜜适量。

适用：本膳最适宜于糖尿病兼有失眠、多梦症状者。

6. 枸杞子粥：

处方来源：《实用中医营养学》。

配方：枸杞子 40 克、大米 50 克。

适用：本膳常用于糖尿病多饮、多尿者。

7. 番石榴粥：

处方来源：《强身益寿天然保健食品及疗法》。

配方：番石榴干果 50 克、苦瓜 1 个。

适用：本汤用于糖尿病有明显效果，可喝汤吃菜。

8. 绿豆萝卜汤：

处方来源：《民间验方》。

配方：绿豆 150 克、青萝卜 200 克、梨 2 个。

适用：本膳适用于糖尿病多饮、多尿、口渴等。

第二节　经络锻炼法

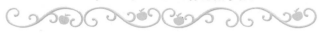

糖尿病可以通过对一定的经络进行锻炼，达到治疗的效果。

一、选择合适的经络

针对治疗糖尿病，要选择相应的经络。

选择经络的根据是患者的症状和中医的理论。由于糖尿病的主要症状是多饮、多食、多尿、消瘦，所以，糖尿病的经络锻炼一般选择脾经、胃经、膀胱经和三焦经。因为在中医理论里，这几条经络，掌管着人的饮食、肌肉和尿液。

二、治疗糖尿病的经络锻炼方法

虽然总体上选择了四条经络，但每条经络主管的症状并不相同，所以，读者必须根据自己的症状和情况，对这四条经络进行再次选择，或是在进行经络锻炼时，有所偏向。

（一）脾经锻炼法

1. 经络的位置：起始于足大拇趾内侧，沿下肢内侧上行，一直到胸腹部。一般来说，脾经的锻炼主要选择下肢部分。

2. 适应证状：凡是身体过胖或过瘦的糖尿患者，或是咳嗽痰多（尤其是饭后痰多），都可以通过脾经的锻炼，而达到治疗目的。多食症状较重，而且多食之后，身体不见瘦，只见发胖者，尤为脾经锻炼的适应证。

3. 锻炼方法：

方法一：自己沿着脾经的循行路线，用大拇指按压，每天早

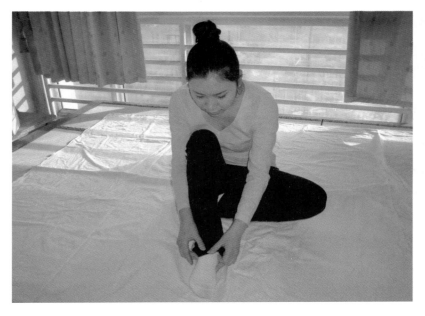

晚，各按压 5 遍；亦可请家庭成员代劳。

方法二：用市场上销售的按摩器，沿脾经循行路线来回按摩，早晚各做几次。

方法三：购置一个牛角片，蘸上清水，沿循行路线来回刮，刮到皮肤发红为止，注意勿使皮肤破损，以免引起感染。或者可以在刮完之后，用酒精棉球把刮过的部位擦一遍。

方法四：购置一个叩诊槌，沿着经络的部位，来回地捶打。

(二) 胃经锻炼法

1. 经络的位置：起始于足第二趾的外侧，沿下肢外侧上行至胸腹部。胃经的锻炼一般也是以下肢部分为主。

2. 适应证状：凡是多食症状较重，食后易饥，面色发红，口渴也重的糖尿病，适宜于胃经锻炼法。

3. 锻炼方法：在中医当中，脾和胃是互为阴阳表里的一对，脾经与胃经都经过人体四肢的脚部，在脚趾之间，管脾胃的内庭穴也在脚趾的部位。一般来说，胃肠功能强的人，站立时脚趾抓地也很牢固。因此，胃肠功能较弱的人，不妨经常锻炼脚趾。

活动脚趾时可以站立，让脚部的经络受到一定的压力，脚趾可以练习抓地、放松相结合的方式，对经络形成松紧交替刺激。还可以每天抽一点时间，练习用二趾和三趾夹东西，或在坐、卧时有意识地活动脚趾，持之以恒，胃肠功能就会逐渐增强。特别是饭局多，饮食没有节制，易吃伤脾胃，常活动脚趾能在一定程度上帮脾胃减负。

我们还可以顺手将小腿从上到下依次按摩 1 次，效果会更明显。因为，小腿上集中了不少消化系统的穴位，像管脾经、肝经的足三阴在小腿内侧，管胃经、胆经的足三阳在小腿外侧，能够健脾的足三里在膝盖下 10 厘米的外侧。按按这些穴位，都可以起到健脾养胃的作用，特别是足三里，过去就有"按按足三里，胜过老母鸡"的说法。

自己在家里做不用刻意讲究章法，力度以能够承受为度，按后觉得舒服即可，不要在过饱和过饿时按摩。需要注意的是，儿童脾胃的穴位和成人不同，因此，儿童不要选择这种方法来健脾养胃。

(三) 三焦经锻炼法

1. 经络的位置：起始于手背无名指外侧，沿上肢外侧正中在线行至肩背。这条经络的锻炼部位以上肢为主。

2. 适应证状：口渴多饮、多尿、身体消瘦严重者，适宜于三焦经锻炼法。

3. 锻炼方法：每天晚上临睡前，也就是三焦经气血最旺的时候——亥时（21~23 点），坐着或是站着，右胳膊伸向左侧，右手

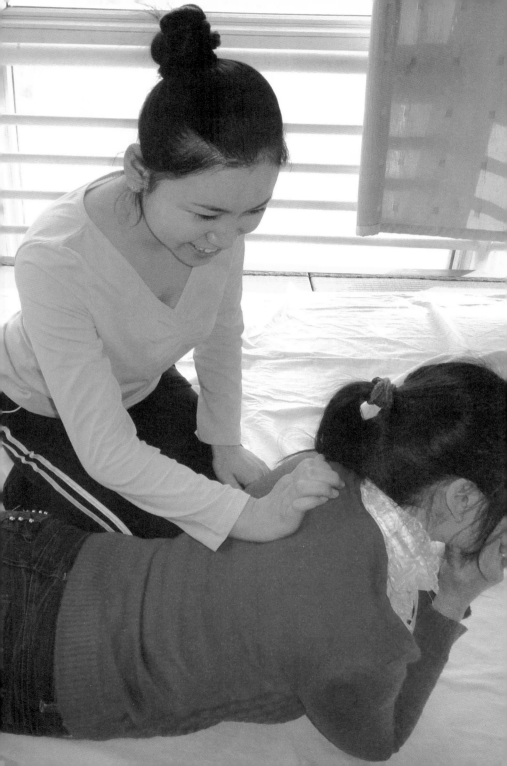

正好在左侧腰部上下，然后用左手手掌从右肩膀开始，沿着胳膊的外侧三焦经的行走线路往下拍打，直到手腕，动作快慢适度，一下一下，略微用力，以振动里面的经络，每次 8 分钟左右。拍完之后，再用食指按揉手腕背面，腕横纹中点小窝里的阳池穴 3 分钟。此穴是三焦经的原穴，揉它可以将气血引到手上——三焦经经气的源头，从而疏通整条经络。

右侧的经络疏导完毕，然后换手，还是同样的方法，用右手来拍打左侧的三焦经，拍完后再按揉阳池穴 3 分钟。

（四）膀胱经锻炼法

1. 经络的位置：起始于足小趾外侧，沿下肢背侧上行至腰背，沿脊柱两侧上行至头部。本条经络以腰背部分的锻炼最为重要，故需要别人帮助才行。

2. 适应证状：多尿症状明显，兼有腰酸背痛、性功能减退或阳痿的糖尿病，适宜于膀胱经锻炼。

3. 锻炼方法：

方法一：由家人代劳，沿经络，用指按压或捶打经络，早晚各 5 遍。

方法二：早起或晚睡前，自己用手背，来回按摩两腰部，此处也为膀胱经循行之处。按摩至两腰发热时为止。

方法三：也可用牛角片，请家庭成员沿经络循行部位刮，刮到皮肤发红为止，然后用酒精棉球擦拭，以免感染。

以上四条经络，是治疗糖尿病常用的经络，可以随时按压经络，不一定要把整条经都按到，选择经络的某一部分进行按压也可以。

第三节 穴位按压法

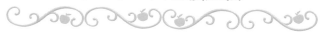

读者可以购买一幅针灸穴位图挂在家中，并根据本书提供的穴位，找出其位置，进行按压。读者可以根据图谱，找到相应的位置，只要大体位置正确即可，不必苛求毫厘不差。

一、穴位的选择与操作

以下穴位的选择，完全禀承中医的辨证施治理论。首先，要根据症状的不同，把糖尿病分为上消、中消、下消，然后才选择穴位，进行治疗。

（一）上消

主要症状：心烦口渴，多饮却口干舌燥，兼有尿多、身体消瘦、面色较暗。

穴位：少府、心俞、胃俞、太渊。

操作方法：将以上穴位，用手指按压，每次按压 10 分钟，早上起床时、晚上睡觉前各按压 1 次。按压时，应以穴位酸胀为度。如果能够购置一台电动按摩仪，也可以代替手指按压。

1. 患者取仰卧位，术者坐位于右侧。术者先用四指平推法或双掌揉法在两侧胸部到腹部反复推揉 3~5 分钟。

2. 紧接上法，用拇指平推中府穴、云门穴、膻中穴、三脘穴反复揉作 3~5 分钟。

3. 紧接上法，点揉涌泉穴，用双手拇指指腹为着力点，贴于涌泉穴，先左侧后右侧，轻轻点揉 3~5 分钟。

4. 紧接上法，患者取俯卧位，术者先用掌根揉法和拇指法在

12 胸椎以上，反复操作 3~5 分钟，重点放在脊柱和脊柱两侧。

5. 紧接上法，术者可用右手拇指或中指指腹为着力点，重点轻轻按揉胰俞穴 3~5 分钟，手法由轻渐重。

（二）中消

主要症状：食量倍增、多食而易饥、胃中嘈杂、心中烦热、体型消瘦、多汗；常常兼有大便干结；舌质较红、舌苔黄燥。

穴位：内庭、三阴交、脾俞、胃俞。

1. 患者常取仰卧位，术者取坐位于右侧。术者先用右手四指轻摩腹部，先摩上腹，再摩中腹，摩下腹，最后摩全腹 3~5 分钟。

2. 紧接上法，点揉穴位，先点揉上、中、下三脘，再点揉神厥、气海、关元穴，反复操作 3~5 分钟。

3. 点揉足三里穴、三阴交穴、涌泉穴，几穴轮流 3~5 分钟。

4. 紧接上法，患者取俯卧位，术者用多指揉法，滚法，掌根揉法在脊柱和脊柱两侧，反复揉动 3~5 分钟。

5. 进接上法，采用捏脊法，双手捏脊 3~5 遍，捏脊自下而上或按揉脊柱。

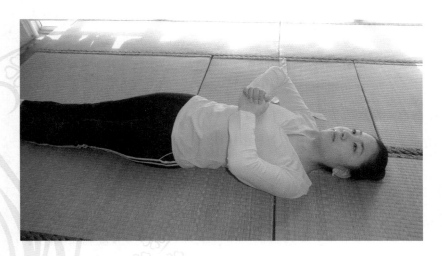

（三）下消

主要症状：小便频数，次数极多；尿量多而黏稠，甚至为膏脂样尿液；口干舌燥，多饮，头晕眼花，腰背酸软、疼痛；两颧暗红或脸色苍白；烦热或怕冷；男子性功能减退或阳痿；女子闭经等。

穴位：太溪、太冲、肾俞、关元。

操作方法：

1. 患者取仰卧位，术者取坐位于右侧。术者先用右手拇指晃推或一指禅推神厥穴、大横穴、天枢穴、气海穴、关元穴、中极穴，反复操作 3~5 分钟。

2. 紧接上法，用右手四指摩推以上穴位 3~5 分钟。

3. 紧接上法，点揉血海穴、足三里穴、三阴交穴、涌泉穴 3~5 分钟。

4. 紧接上法，患者取俯卧位，术者先用点揉穴位法，在膈俞、胰俞、肝俞、胆俞、脾俞、胃俞、肾俞，几穴轮流，用轻手法，反复操作 5~10 分钟。

5. 紧接上法，再用双手捏脊法或推脊法，反复操作 3~5 遍。

二、糖尿病常见并发症的穴位按压疗法

（一）并发头晕头痛

穴位：风池、印堂——眉棱骨。

操作方法：风池穴可用两手拇指按压，酸胀为度；印堂穴可用拇指从印堂沿眉棱骨推按。

（二）并发肥胖

穴位：丰隆、足三里、公孙。

操作方法：以拇指按压，力度稍大一点，每次 5 分钟。餐前按压。

（三）并发心血管疾病（高血压、心脏病等）

穴位：内关、心俞、膻中

操作方法：以拇指按压，早晚各 1 次。

1. 内关：内关穴是心脏的保护伞。"胸肋内关谋"，内关自古以来就是防治心胸疾病的核心穴位。现代医学证明，点揉内关，能增强心肌收缩力，可提高心肌无氧代谢的能力，使心肌在缺血缺氧的条件下，仍能正常工作；能防治冠心病心绞痛、

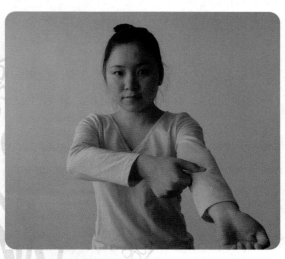

心律失常，甚至预防心肌梗死的发生，从而有效缓解心脏患者的胸闷、气短、心悸等症状。

内关穴在前臂正中，腕横纹上6厘米，掌长肌腱与桡侧腕屈肌腱之间。

用一只手的拇指压住另一只手的内关穴，稍向下用力按，保持压力不变半分钟；然后顺时针按揉约60次，逆时针按揉约60次。直至产生"酸、麻、胀、痛"的"得气"效果。也可用一只手的拇指和食指同时点揉内关和外关，内外关同步按摩，可加强效果。外关在前臂外侧，内关穴的对应点上。

2. 膻中：膻中穴在胸部前正中线上，半第四肋间，于两乳头连线的中点取穴。

按揉膻中穴，能改善心脏的神经调节，增加心肌供血，有效缓解心脏患者的胸闷、气短、心烦和心悸，减少早搏。

膻中穴的按揉方法，与内关相同。压1分钟；按揉1分钟。也可以将手掌压在膻中穴上，顺时针转100次，逆时针转100次。

3. 心俞：现代医学证明，刺激心俞穴，能缓解冠心病、心绞痛，并改善心电图的心肌缺血。心俞穴位于背部第五胸椎棘突下旁开5厘米处。按揉心俞穴，能缓解胸闷、胸痛、气短、心悸等症状。按摩心俞，往下推至膈俞（背部，第七胸椎棘突下，旁开5厘米)，效果更好。

（四）并发性功能障碍

穴位：肾俞、太溪。

操作方法：肾俞穴位于两腰，每日早晚用手背来回摩擦10分钟，然后轻捶几下；太溪穴需用拇指按压，早晚各1次，每次5分钟。

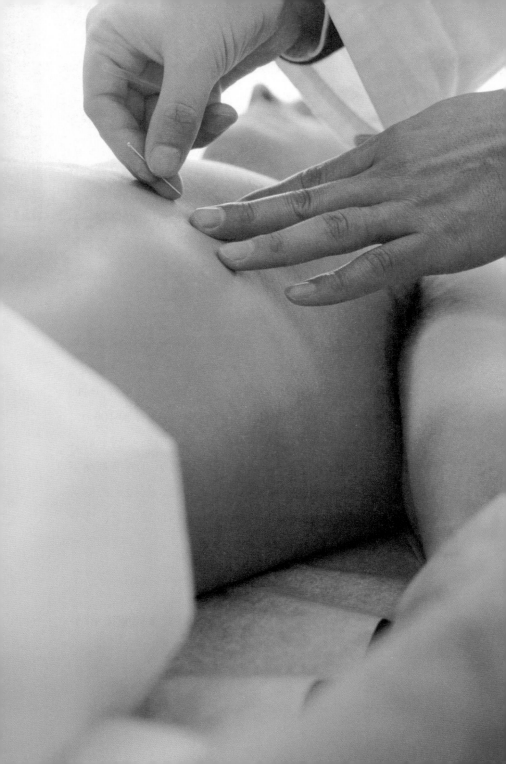

第四节　针灸疗法

针灸治疗糖尿病在古今针灸文献中有很多记载。例如，《针灸甲乙经》说，"消渴嗜饮，承浆主之"，文中的承浆是一个穴位，针灸这个穴位，有治疗糖尿病多饮的作用。

对针灸治疗糖尿病，必须有一个客观而科学的认识，从疗效上来说，针灸的疗效是毋庸置疑的。但针灸疗法需由有经验的医师操作，而且针灸疗法并不是每位糖尿患者都适用。凡是患上糖尿病时日持久的人，不适宜用针灸治疗，因为可能会导致身体局部发生痈疽；如果是

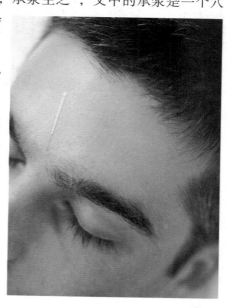

初患糖尿病的人，那么只要治疗操作得当，用针灸可以取得很好的疗效。

注意针灸部位的严格消毒，切忌引起感染。

第五节　气功疗法

治疗糖尿病的气功疗法，可以分为动功和静功两类，动功更接近运动疗法，在此主要介绍静功。以下选载了几种对糖尿病有较好

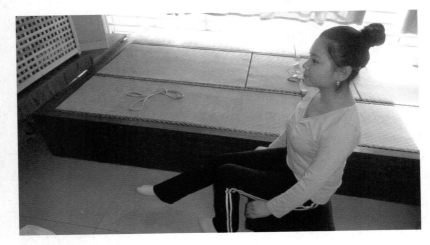

治疗效果的气功功法，这几种功法有简便、易学、易行等特点。

一、呼吸吐纳功

（一）练功姿势

可采取坐式、卧式和立式三种练功姿势。年老体弱者，以坐式或卧式为宜；身体状况较好者，可选择立式。

立式要求两腿分开，与肩同宽，头正颈直，下颏微微内收；舌尖顶住上腭，含胸拔背，松肩沉腰，两臂自然垂直于两腿外侧。

坐式要求端坐于椅子上，腰背挺直，两膝自然弯屈，两腿分开与肩同宽；头正颈直，下颏微微内收；舌尖顶住上腭；两臂自然放置于双膝上，掌心朝上。

卧式要求仰面躺在床上，枕头不要太高，以自己感到最舒适为准；两脚分开，与肩同宽，两手自然放在身体两侧，掌心朝上。

（二）练功过程

1. 选择一个安静的环境和练功姿势，意念集中于丹田穴。

2. 缓缓吸气，至自觉不能吸入时为止，吸气过程中，意念想象着大自然的新鲜空气，由胸至腹，直到丹田穴，似乎是由丹田穴将新鲜空气吸入的一样。

3. 吸气完毕后，缓缓呼气，直到自觉不能呼出时为止。呼气的同时，意念想着全身的混浊之气随呼气而吐出。

4. 在以上呼吸的过程中，当口中唾液逐渐充满口腔时，将唾液缓缓咽下，同时意想人的唾液精华，随着吞咽，达到丹田穴。

5. 以上一呼一吸各 20 次后，练功完毕。练功完毕后，用手从上臂拍打到下肢，左右手交替进行。来回拍打 5 次。之后，慢慢散步 5~10 分钟，以促进下肢和脚部的血液循环，练功全部过程结束。

（三）本功法适应证

呼吸吐纳功简便易行，适应证较广，任何糖尿患者、心血管患者皆可练习此功法。对于身体肥胖者，还有一定的减肥作用。

二、站桩功

本功法源于古代站式练功法。此功的特点是，以站桩为主，练功之人犹如树大根深，站立挺拔。配合意念与呼吸练功，属于静功练习的方法。

（一）练功前准备工作

宽衣松带，如领扣、腰带、鞋带等，要松开，以免过紧，影响呼吸和血液循环。练功前要排除大小便，喝一杯温开水。

（二）练功过程

1.姿势：两脚分开，与肩同宽；全身放松，头颈正直，下颏微微回收，含胸垂肩，弓腰收臀，松肩、松胯，以全身感到舒适、轻松、自然为要求。

2. 在上式基础上，两手放于两胯如扶案状，左右距离约 30 厘米，意守命门穴。以腰为轴，左右各画小圆圈 30 次，要求舒适自然，缓慢均匀，然后静站 5 分钟。

3. 随后散步 5 分钟，以促进下肢血液循环。

(三) 本功法适应证

适用于任何糖尿患者，对于非胰岛素依赖型糖尿病，较肥胖且血压略高者，尤为适宜。

糖尿病的调养并不是某一个阶段才采取的一些对策，而是要将调养这个概念自始至终地贯彻到患者的饮食起居中。每一个患上糖尿病的人，都应该高度重视自己的饮食起居。

第六章

糖尿病患者的饮食起居

第一节　糖尿病患者的饮食调配

　　饮食疗法对于糖尿病的治疗作用在于，可以减轻胰脏细胞的负担，有利于糖尿病患者胰脏功能的恢复；此外，饮食疗法还可以使肥胖者的体重下降，从而提高胰岛素的效率。1971年，美国大学糖尿病研究计划小组提出："单纯饮食疗法，比使用药物治疗，更能有效地延长糖尿病患者的生命。"

　　需要注意的是，本节所说的饮食疗法不同于中医的药膳疗法，而是西医所说的饮食疗法。

一、糖尿病饮食疗法的作用和目的

　　由于糖尿患者的血糖浓度高于正常，血糖过高又会给全身各个系统、器官带来损害，因此，控制血糖的浓度，是所有疗法的首要目的。

　　糖尿病饮食疗法的作用在于，可以使患者摄入最低限度的热量，以减轻胰脏细胞的负担，同时，通过饮食疗法与运动疗法的结合，可以增加人体的脂肪消耗，减轻体重，提高胰岛素的效率。

二、饮食疗法的基本原则

　　1. 饮食个体化：意思是说，根据每个患者的具体情况，分别制订不同的饮食方案对于那些儿童青少年糖尿病患者，饮食的限度可以放宽一些，要确保患者身体的正常发育，以免造成身体发育停止。

　　2. 少量多餐，分次进食。

3. 严格控制糖分的摄入。

4. 饮食中不可缺少维生素、矿物质和微量元素。

5. 增加食用纤维素的含量，它对醣、脂肪的代谢有很大作用。常用的富含纤维素的食品有：麦麸、黑面包、蔬菜等。

三、糖尿病饮食疗法的使用步骤

糖尿病饮食疗法的使用步骤比较繁琐，要根据每个患者的不同情况（体重、年龄、病情、工作性质、劳动强度等），计算出患者每天应该摄入的总热量，然后根据算出的总热量，再安排患者的食谱。

四、营养指导

（一）计算出标准体重

体重指数（体重指标 Body Mass Index，简称 BMI)

BMI=体重/身高的平方（kg/m²）

BMI<18.5	偏瘦	18.5<BMI<23.9	正常
BMI>24	超重	24<BMI<26.9	偏胖
27<BMI<29.9	肥胖	BMI≥30	重度肥胖

爱 心 提 示

体重如果在计算出的标准体重的±10%范围以内，也都属于正常。

（二）根据工作性质、劳动强度确定每千克体重所需要的热量数

1. 休息状态：每天每千克体重需要热量 25~30 千卡。

2. 轻劳动：每天每千克体重需要热量 30~35 千卡，相当于工作清闲的公务员的消耗量。

3. 中等劳动：每天每千克体重需要热量 35~ 40 千卡，相当于家庭妇女所需的劳动量。

4. 重劳动：每天每千克体重需要热量 40 千卡以上，相当于蓝领工人的劳动量。

(三) 确定每天应该摄入的热量数

确定糖尿病患者每天应该摄入的总热量，要依据前两步计算的结果。如果一个人的体重超过标准体重，那么第二步所算出的总热量减掉 15%，就是每天应该摄入的热量数；如果一个患者的实际体重达不到标准体重，那么，每天摄入的总热量在第二步计算出的总热量的基础上，还要加上 15%。

(四) 制定食谱

按原则来说，糖尿病患者的食谱，应根据前面的步骤，算出每日所需要的热量后，再根据每一种食物所含的热量，来制定食谱。

五、糖尿病患者的营养指导

糖尿病患者需要在医生指导下接受个体化的医学营养治疗，从"少吃"转为"会吃"。一定要遵循"少碳糖，少刺激，多营养，多运动"的"两少两多"的原则。

有糖尿病的朋友应该尽量减少食物和不良生活习惯对身体的刺激，比如尽量不要喝浓咖啡、可乐和酒，不要抽烟。坚持每天

爱 心 提 示

根据我国传统的饮食结构，制定出低热量食谱和中等热量食谱，凡是体型肥胖者，皆以选用低热量食谱为宜；体重正常者，可选取低热量食谱或中等热量食谱。

适时适量运动，可以帮助患者朋友降低和稳定血糖。

那么怎样才能使患者的膳食达到平衡并且营养合理呢？

糖尿病患者在营养食疗法上最注重的是"少碳糖，多营养"。患者需要戒糖（各种糖类），严格控制淀粉（米面和土豆等），但可以适量享受蛋、鱼、虾、肉、油、鲜豆类、坚果、绿叶蔬菜和低糖水果等营养食品；患者应该使用降低血糖指数的食物加工方法，减少糖的摄入。例如说生吃、粗加工、加酸味（如柠檬或白醋）、高低血糖指数食物混着吃（如猪肉炖粉条）、先吃血糖指数低的食物（例如先吃肉）。同时，补充糖尿患者特别缺乏的营养素，如 B 族维生素和维生素 C、矿物质铬和锌以及抗氧化剂原花青素等。

糖尿病患者比正常人更加需要全面营养，应做到：主食，粗细搭配；副食，荤素搭配；不要挑食，不要偏食。

（一）谷薯类

即常说的谷类与薯类，它们主要提供热量和膳食纤维，维持人体生理活动和体温的需要。要注意粗细搭配，经常吃一些粗粮、杂粮等，如白薯、土豆、玉米、小麦等。

（二）蔬菜水果类

主要提供无机盐、维生素以及膳食纤维。菜尽量少用爆炒的方式进行烹饪，可以采用先水煮加调味后食用的方法。糖尿病患者可以多吃的含糖低的蔬菜。如韭菜、西葫芦、冬瓜、南瓜、青菜、青椒、茄子。而西红柿含糖量低，既可做蔬菜又可做水果可以多吃。

下面我们给大家介绍一些蔬菜可以提供哪些营养素的知识：

1. 黄瓜（青瓜）：含糖量仅 1.6%，可为患者提供维生素 C、胡萝卜素、纤维素和矿物质。新鲜黄瓜种含有的丙醇二酸，还能有效地抑制糖类物质转化为脂肪，所以常吃黄瓜还可以减肥和预防冠心病的发生。

2. 苦瓜：苦瓜又叫癞瓜、凉瓜、癞蛤蟆、锦荔枝、维生素 C 含量居瓜类之首。它所含苦瓜皂苷，有明显降血糖作用，是"植物胰岛素"。

3. 莴苣：又名莴苣、生笋、白笋、千金菜等，它味甘、性凉、苦，入肠、胃经。

莴笋含钾量较高，有利于促进排尿，减少对心房的压力，对高血压和心脏病患者极为有益。莴苣的糖与脂肪含量均极低，却含有胰岛素激活剂，是治疗控制糖尿病的理想蔬菜。

4. 竹笋：竹笋富含蛋白质、氨基酸、脂肪、糖类、钙、磷、铁、胡萝卜素、维生素 B_1、维生素 B_2、维生素 C。竹笋所含的蛋白质品质也很好，人体所必需的赖氨酸、色氨酸、苏氨酸、苯丙氨酸，以及在蛋白质代谢过程中占有重要地位的谷氨酸和有维持蛋白质构型作用的胱氨酸，都有一定的含量，是优良的保健蔬菜。竹笋含脂肪、淀粉很少，属天然低脂、低热量食品，是肥胖者减肥的佳品。其纤维素含量极高的特性，可以帮助延缓肠道中食物的消化和葡萄糖的吸收，有助于控制餐后血糖。

5. 洋葱：洋葱不仅是最常见，最普通的蔬菜，而且具有诸多保健功效。洋葱提取的精油中含有可以降低胆固醇的含硫化合物的混合物，可以治疗消化不良、食欲不振、食积内停等病症。它能帮助细胞更好地利用葡萄糖，同时降低血糖，供给脑细胞热能，是糖尿病患者的食疗佳蔬。所含前列腺素 A 和含硫氨基酸有扩张血管、降血压和血脂的作用，对预防并发症有益。

6. 银耳（白木耳）：银耳是一种真菌植物银耳的营养丰富，热能低，富含植物纤维和银耳多糖，食之有助延缓血糖上升。

（三）肉、禽、鱼、乳、蛋、豆类

主要提供优质蛋白质、无机盐及维生素。

（四）油脂类

主要提供热量和美好滋味，但要注意量和种类。

六、食谱

（一）低热量食谱

1. 西红柿炒扁豆：

主料：扁豆 200 克、西红柿 100 克。

配料：植物油 9 克、酱油 5 克、盐 4 克、蒜片 2 克。

2. 素烧小萝卜：

主料：小萝卜 200 克。

配料：香菜、青蒜各 10 克、植物油 9 克、酱油 10 克、盐 5 克、葱、姜各 2 克。

3. 西红柿炒圆白菜：

主料：西红柿 100 克、圆白菜 200 克。

配料：植物油 9 克、盐 5 克、蒜片 3 克。

4. 西红柿拌黄瓜：

主料：西红柿 200 克、黄瓜 50 克。

配料：酱油 3 克、盐 4 克、香油 3 克。

5. 白萝卜烧香菜：

主料：白萝卜 200 克、香菜 20 克（即芫荽）。

配料：植物油 9 克、盐 5 克、姜丝少许。

6. 拌小萝卜：

主料：小萝卜 250 克。

配料：酱油 10 克、香油 3 克、醋 3 克。

7. 素烧冬瓜：

主料：冬瓜 200 克。

配料：植物油 9 克、盐 5 克、香菜 5 克。

8. 海米拌芹菜、胡萝卜：

主料：海米 10 克、芹菜 100 克、胡萝卜 100 克。

配料：盐 5 克、香菜 3 克。

9. 小白菜熬豆腐：

主料：小白菜 200 克、豆腐 50 克。

配料：植物油 9 克、酱油 9 克、盐、姜丝、葱末各 3 克。

10. 豆腐丝拌白菜丝：

主料：白菜心 200 克、豆腐丝 50 克。

配料：酱油 3 克、醋 3 克、香油 3 克。

11. 葱花拌豆腐：

主料：豆腐 250 克。

配料：香油 5 克、盐 5 克、葱 5 克。

12. 香椿拌豆腐：

主料：豆腐 250 克、香椿 10 克。

配料：香油 5 克、盐 5 克。

13. 焖扁豆：

主料：扁豆 200 克。

配料：植物油 9 克、酱油 4 克、蒜片 3 克、姜 3 克。

14. 素炒豇豆：

主料：豇豆 200 克。

配料：植物油 9 克、酱油、盐各 5 克、姜丝 2 克。

15. 炒豆芽：

主料：绿豆芽 200 克。

配料：植物油 9 克、醋 3 克、盐 5 克、花椒 5 粒。

16. 拌茄泥：

主料：长茄子 250 克。

配料：酱油 10 克、盐 5 克、香油 2 克、醋 5 克、蒜泥 5 克。

17. 炝莴笋：

主料：莴笋 200 克。

配料：花生油 9 克、盐 5 克、醋 3 克、香油 3 克。

18. 拌菠菜：

主料：菠菜 250 克。

配料：酱油 5 克、盐 4 克、醋 3 克、蒜泥 5 克。

19. 拌黄瓜：

主料：黄瓜 200 克。

配料：酱油 3 克、醋 3 克、香油 3 克、蒜末 2 克、盐 4 克。

20. 黄瓜拌海蜇：

主料：海蜇 200 克、黄瓜 100 克。

配料：酱油、醋各 5 克，盐，香油各 3 克，蒜末 2 克。

21. 鸡块或鸭块白菜：

主料：鸡块或鸭块 100 克、白菜 150 克。

配料：盐 5 克、米酒 3 克、姜片 5 克、味精少许。

22. 鸡块冬瓜：

主料：鸡块 100 克、冬瓜 200 克。

配料：米酒 5 克、盐 5 克、葱少许、姜片 5 克。

23. 虾仁炒青菜：

主料：鲜虾仁 50 克、青菜 200 克。

配料：植物油9克，酱油、盐各5克、米酒3克，葱、姜少许。

24. 蛋菇：

主料：猪小肠150克、鸡蛋3个。

配料：肉汤150克、盐5克、味精2克。

（二）中等热量食谱

1. 白菜烩豆腐：

主料：白菜200克、豆腐50克。

配料：植物油9克、盐5克、味精少许。

2. 肉末豆腐：

主料：瘦猪肉末50克、豆腐200克。

配料：植物油9克、酱油、盐和芡粉各5克、葱、姜及青蒜各3克、米酒2克。

3. 冬菇烧面筋：

主料：面筋100克，干冬菇、冬笋各5克。

配料：花生油9克、芡粉10克、酱油10克。

4. 木樨豆腐：

主料：豆腐200克、鸡蛋1个、菠菜25克。

配料：植物油15克、酱油和盐各5克、葱花5克。

5. 炒荤素：

主料：瘦猪肉50克、豆腐干50克、胡萝卜100克、油菜50克。

配料：植物油9克，葱、盐和酱油各5克。

6. 西红柿豆腐：

主料：豆腐两块（约200克）、西红柿50克、香菇10克、油菜10克。

配料：精盐10克、芡粉5克、味精2克、米酒5克、花椒水

96

少许、花生油 15 克。

7. 滑溜豆腐：

主料：豆腐 2 块（约 200 克）、青菜 50 克、胡萝卜 50 克。

配料：花生油 10 克、葱、姜各 3 克、精盐 8 克、芡粉 5 克、味精 2 克、肉汤 100 克。

8. 清蒸豆腐：

主料：豆腐 2 块（约 200 克）、瘦猪肉 50 克、香菇 10 克。

配料：香菜 5 克、精盐 10 克、味精 2 克、花椒水少许、米酒 5 克、鸡汤 200 克。

9. 蒜苗炒豆腐：

主料：豆腐 2 块（约 200 克）、蒜苗 100 克。

配料：精盐 10 克、姜末 2 克、花椒 3 粒、花生油 10 克、味精 2 克。

10. 肉片炒豆角：

主料：瘦猪肉 50 克、扁豆 50 克。

配料：植物油 9 克，酱油、盐各 5 克，芡粉、葱、姜各 3 克、米酒 5 克。

11. 肉炒豌豆：

主料：瘦猪肉 50 克、鲜豌豆 100 克、黄瓜 50 克。

配料：植物油 9 克、酱油、盐各 5 克、芡粉 5 克、姜丝 3 克。

12. 冬菇扁豆：

主料：冬菇 5 克、扁豆 250 克。

配料：植物油 9 克、盐 8 克、蒜片 2 克。

13. 鲜蘑炒豌豆：

主料：鲜蘑菇 100 克、鲜豌豆 150 克。

配料：植物油 9 克、盐 8 克、姜末 2 克、味精 1 克。

14. 肉丝炒豆芽：

主料：瘦猪肉 50 克、绿豆芽 200 克。

配料：植物油 9 克，酱油、盐各 5 克、姜丝 3 克、米酒 3 克。

15. 肉丝炒青菜：

主料：瘦猪肉 50 克、青菜 200 克（油菜、芹菜、菠菜、蒜苗、青椒等均可）。

配料：植物油 15 克，酱油、盐、芡粉各 5 克，米酒、姜、葱各 3 克。

16. 牛肉烧油菜：

主料：瘦牛肉 50 克、油菜 200 克。

配料：植物油 15 克，酱油、盐各 5 克，米酒、葱、姜、芡粉各 3 克。

17. 鸡片炒菠菜：

主料：鸡脯肉 50 克、菠菜 200 克。

配料：植物油 20 克、酱油 5 克、米酒 5 克、蛋清 1 个、盐10 克，葱、姜各 3 克。

18. 牛肉丝炒胡萝卜：

主料：牛肉 50 克、胡萝卜 150 克。

配料：植物油、酱油各 15 克、芡粉 10 克，葱、姜、米酒各3 克。

19. 西红柿：

主料：瘦猪肉 100 克、西红柿 200 克。

配料：酱油、香油、芡粉各 5 克，盐 8 克，葱、姜少许。

第二节　糖尿病患者的饮食宜忌

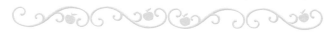

而本节所要说明的是，对于糖尿病患者来说，哪些饮食是应该多饮、多吃的？哪些东西应该禁忌不能饮食？

一、宜喝凉开水泡茶

糖尿病患者用未炮制过的粗茶（晒干的茶叶），冷开水浸泡3~5小时，然后饮用；第二次仍然用冷开水冲，直到茶叶泡淡为止。但饮茶不宜过浓、过量，否则不利于糖尿病的治疗。

二、非茶之茶大有益

有的植物虽然不是茶，却被当作茶来饮用。下面是几种简单易行而又有治疗糖尿病作用的非茶之茶。

（一）广东凉茶

广东凉茶的主要成分是车前草和蒲公英。

广东凉茶具有一定的降低血糖的作用，而且可以降血压，所以特别适合于那些口干舌燥，口渴症状严重、脾气不好，血压较高的糖尿病患者。

（二）夏枯草

夏枯草有清肝火、消除身体瘀结的作用，而现代科学则证实，夏枯草还有降血压、降血糖的效果。

夏枯草在用开水浸泡后，色如琥珀，滋味醇厚，无一点怪味。

（三）薄玉茶

薄玉茶从有 30 年以上树龄的茶树上采摘的。先精制成绿茶，再加入一定量的玉米须浓缩液窖制而成。这种茶叶清香可口，回味醇甜。薄玉茶中还含有多种促进血糖代谢的成分，可以降低血糖，减轻糖尿病症状。

其他有华北的柿树茶，青海、甘肃的浪巴茶，安徽的松萝茶，浙江的六月雪茶，对糖尿病、高血压、冠心病等，常常有意想不到的治疗效果。

三、豆腐渣对糖尿病有效

豆腐渣中，主要有食物纤维，其中的热量含量特别少，是糖尿病患者较为理想的食物。

四、宜多吃南瓜

研究证明，南瓜中含有能促进胰岛素分泌的物质。

五、宜常吃黄鳝

黄鳝还具有良好的治疗糖尿病的作用。同时补充蛋白质，又有助于糖尿病的治疗。

六、宜常吃葱和苦瓜

葱能降血糖，并增强人体对蛋白质的利用，对糖尿病患者很有好处。

苦瓜是夏季人们喜爱的一种消暑蔬菜。日本学者发现，苦瓜粗提取物，有类似胰岛素的作用。

可以将苦瓜晒干研成粉末，每次服用 10~15 克，每日 3 次。饭前一小时服，两个月为 1 个疗程。在苦瓜上市的季节，可将苦瓜炒肉佐餐每天吃，也有良效。

七、黑芝麻、空心菜、胡萝卜也宜常吃

黑芝麻自古就被认为有补肾、乌发、美容的作用，它含有多种营养物质，并富含维生素 A、维生素 D、维生素 E、叶酸、烟酸、卵磷脂、蛋白质及大量的钙，可以改善糖尿患者的乏力症状。

糖尿病患者宜常吃空心菜，这是因为，空心菜含有类似于胰岛素的成分，常吃能改善糖尿病患者的胃肠功能、清胃肠之热、润肠通便。

胡萝卜营养丰富，可补充患者因控制饮食而造成的疲倦乏力、营养不足。胡萝卜又含有降低血糖的成分，可作为糖尿病患者的常用食物。长期吃胡萝卜，对糖尿病有治疗作用。

八、糖尿患者宜吃的水果

水果中含有大量的维生纤维素和矿物质，这些对糖尿病患者是有益的，并且可以使患者有饱腹感。在水果中还含有比较多的果胶。果胶又有延缓葡糖糖吸收的作用，所以在病情稳定时可以少量吃一些水果。然而，水果中含有比较多的碳水化合物，并且主要是葡糖、蔗糖、淀粉，这些成分在进入人体之后很容易被消化吸收，会迅速导致血糖升高，对糖尿病患者非常不利，所以糖尿病患者一般不要吃太多水果；吃水果时，一定要以含糖量较低为原则。糖尿病患者不适宜每餐都吃水果，一般认为在两餐之间（血糖下降时）有选择地少吃一点比较合适。宜于糖尿病患者康复的水果包括：桃、梨、菠萝、杨梅、樱桃等。

1. 青梅：含有人体所需的多种微量元素、氨基酸，具有酸中带甜的香味，特别是因青梅还富含果酸及维生素 C。青梅还具有以下功效：消除疲劳、增加活力、抗肿瘤、清除血液垃圾、显著改善肠胃功能、保护肝脏、抗菌、驱虫、抗过敏作用、延缓衰老，保持美容。

2. 西瓜：瓜肉的含糖量一般为 5%~12%，包括葡糖糖、果糖和蔗糖。还含有丰富的维生素 A、维生素 B_1、维生素 B_2、维生素 C，葡萄糖、蔗糖、果糖、苹果酸、谷氨酸和精氨酸等，有清热解暑、利小便、降血压的功效，对高热口渴、暑热多汗、肾炎尿少、高血压等有一定的辅助疗效。西瓜的含糖量比较低，也比较适合糖尿患者吃。特别是西瓜皮，西瓜皮可以用来治疗糖尿病。日常生活中西瓜皮可以做菜，比如凉拌西瓜皮，不但爽口，而且可以治疗糖尿病，还又美容又减肥。

3. 葡萄：葡萄皮和葡萄籽中含有一种抗氧化物质白藜芦醇，白藜芦醇及类黄酮具有阿司匹林药物的溶栓、抗血凝效益，可防御缺血性脑中风，如脑梗死、脑血栓等。

葡萄中含的类黄酮是一种强力抗氧化剂，可抗衰老，并可清除体内自由基，有抗癌的功效。糖尿患者吃葡萄当然是有好处的，但不能多吃。

4. 猕猴桃：是各种常用水果中营养成分最丰富、最全面的水果。它含有不少精氨酸，能促使血液循环顺畅。所含的丰富果胶及维生素 E，对心脏健康很有帮助，可降低胆固醇。其所含的精氨酸等氨基酸，能强化脑功能及促进生长激素的分泌。对糖尿病患者来说，果胶能改善胰岛素分泌，具有降血糖作用。其所含有的大量的天然糖醇类物质肌醇，能有效地调节糖代谢，调节细胞内的激素和神经的传导效应，对防止糖尿病有着独特的功效。

5. 桃：含有的丰富的维生素和大量的人体所需的纤维素、胡萝卜素、番茄黄素、红素及多种微量元素对人体健康有非常多的益处。桃的味道独特，甜多酸少，可以起到通便、降血糖、血脂，延缓衰老、提高免疫功能等作用。桃子含铁量较高。

由于桃的含糖量较高，糖尿病患者不宜多吃，如果吃了，就一定要计算着减少当天主食的摄入量。

桃花可以入药治疗糖尿病。将白桃花焙燥研成细末，每次 1~3 克蜜水调服，对浮肿腹水、脚气足肿、大便干结、小便不利疗效显著。而桃树皮重分泌的树脂，性黏稠，味甘苦，无毒，也具有药用价值，可治疗糖尿病等症。

6. 菠萝：菠萝味甘性平、消暑解渴、消肿祛湿，消食止泻，以丰富的营养和对人体的功益而博得人们的喜爱。

对于糖尿病患者来说，菠萝中含果胶较多，能改善胰岛素分泌，具有降血糖作用，对他们的治疗有好处。

7. 香蕉：香蕉也是一种天然的制酸剂。由于香蕉有助于消化、吸收它丰富的维生素、膳食纤维和果胶，吃后能给人以饱腹感，这一点有益于糖尿病患者控制食量等。但香蕉属于高热量水果，据分析每 100 克果肉的发热量达 378 焦耳。所以糖尿病患者在食用时要适量（少半个），不能多吃。

8. 樱桃：樱桃含铁量高，位于各种水果之首。

樱桃含有的粗纤维和果胶对糖尿患者有益，但是不可以吃多，不可以过量，否则物极必反。

此外，水果中的纤维素，还可以延缓胃的排空时间，使食物在小肠中停留较长的时间，阻止食物向消化道黏膜扩散，延缓葡萄糖的吸收。

对于那些多尿症状比较严重的糖尿病患者来说，水果可以补充从尿液中丢失的维生素和微量元素等物质，因为这些物质，在水果中的含量很高。

应该向读者特别推荐的一种水果是柚子，其新鲜果汁中，含有类似于胰岛素的成分，能降低血糖。柚子还具有营养丰富的特点，含有胡萝卜素、烟酸、钙、磷、铁、维生素 B_1、维生素 B_2、维生素 C 等物质，常吃柚子，有助于糖尿病、心血管病和肥胖病的治疗。

吃水果也不能过量，毕竟水果中含有糖分，会增加人体热量，所以，最好配合散步等轻体力活动，这样往往会对糖尿病的治疗起到很好的作用。

九、忌饮酒

糖尿病患者应该戒酒。

除此之外，酒精会加重肝脏负担，而糖尿病患者肝功能较差，饮酒势必造成糖尿病病情恶化。饮酒还会引起机体的代谢紊乱和高脂血症，使糖尿患者增加并发心血管病的可能。

总之，饮酒是一种不良嗜好，对糖尿病患者尤为不利。

十、忌吃高动物脂肪物质

糖尿病患者应禁止食用高动物脂肪的食物，用植物油代替。

爱 心 提 示

总的来说，糖尿患者除了动物脂肪、容易吸收的糖类（葡萄糖、蔗糖等）之外，一般没有特别的禁忌食物，对于那些体型肥胖的患者来说，只要抱着饮食宜清淡的原则，一般都不会有问题。

第三节　糖尿病患者的心理调节

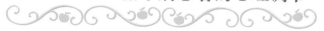

　　对糖尿病而言，精神心理上的紧张、忧郁、沉闷等不好的情绪，会诱发或加重糖尿病的病情。糖尿病患者想要病情得到满意的控制，仅仅有药物治疗是永远不够的，还必须学会自我心理调节。

一、宁静以致远

　　宁静以致远可作为糖尿病患者在日常生活中的基本心理要求。

　　心理上的不良情绪，会导致糖尿病患者血糖升高、病情恶化，所以，糖尿病患者尤其应当注意自己的心理调节，避免情绪产生太大的波动。

　　清朝养生学家石成金曾经写过一首莫恼歌，歌中这样写道：

　　莫要恼、莫要恼，烦恼之人容易老；

　　世上万事怎能全，可叹痴人愁不了；

　　任你富贵与王侯，年年处处埋荒草；

　　放着快活不会享，何苦自己等烦恼。

　　莫要恼、莫要恼，明月阴晴尚难保；

　　双亲膝下俱承欢，一家大小都和好；

　　粗布衣、菜饭饱，这个快活哪里讨？

　　富贵荣华眼前花，何苦自己讨烦恼。

　　读者遇到烦恼之事时，不妨念念这首莫恼歌，或许会有一些帮助。清朝人的思想境界，我们应该能够达得到。

二、养生治病的自我放松术

人的心理在有意识放松的时刻，身体上会发生许多奇迹般的变化：注意力容易集中、记忆力明显改善、抗疲劳的能力增强，甚至可以治疗一些慢性疾病，如糖尿病、高血压等。心身放松的几个步骤如下：

1. 选择一个空气清新、四周清静的环境，如花园、公园等。

2. 暂时忘记和放下自己心中的烦恼及日常事务，这是一种主动的消除意识的方法，对心理、身体的放松效果有很大影响。

3. 选择一种自我感觉较为舒适的姿势。如是白天，最好选取站姿或坐姿，如要进入休息或睡眠状态，则可选坐或躺的姿势。

4. 活动身体上的一些大关节和大小肌肉。只要感到关节放开、肌肉松弛就行了。

5. 保持呼吸自然、舒畅。呼吸的调节是不太容易控制的，只有当你根本不注意自己的呼吸，只靠身体的自然起伏而带动呼吸时，呼吸才最自然，可以使人处于一种舒适、安逸的状态。

6. 放松意识、注意力集中。这看似矛盾，事实上，是可以达到这种状态的，不过，这是心身自我放松术中最难做到的一个步骤。要使意识放松，使自己的意念归于全身，最后，使意识达到一种清静与舒适的清醒状态。

7.想象力的运用。这是最复杂的一步，也是调节心身平衡、战胜疾病的关键，当意识达到清静与舒适的清醒状态时，可以想象，糖尿病脱离了自己的身体，胰脏恢复了正常。持之以恒，达到一种忘我的境界后，就可以收到令人惊异的神奇疗效。

以上几个步骤，一步比一步深入，进行此项身心的锻炼，需要循序渐进，不可急于求成。持之以恒，必可获得奇效。

总之，心理调节是糖尿病患者必须加以重视的问题。这一问题的好坏，直接影响了糖尿病病情的控制与身体的康复。放松心理情绪，可以避免一系列现代病，如高血压、心脏病的发生，而这些疾病，往往又是与糖尿病相伴随行的，所以，心理调节的重要性由此可见一斑。

第四节　糖尿病患者的性生活

糖尿病患者的性生活问题，是糖尿病患者饮食起居中的一个重要问题。

一、和谐性生活对身体的益处

健康的性爱与和谐的性生活是滋润婚姻和两性关系的甘泉。

二、糖尿病患者能否有性生活

糖尿病患者不仅可以过性生活，而且可以结婚生育。但是，最好是把血糖控制在比较正常的范围内，这点非常重要。不少男性糖尿病患者有阳痿（约占 60%），女性糖尿病患者也多月经紊乱伴性欲减退。但性欲是人的本能之一，糖尿病患者在主观上还是希望有性生活的，如果糖尿病得到控制，只要患者具有性生活的能力，适度的性生活（即性生活后不感到乏力）还是可以的，但还是要节制；性生活时不要过分紧张，因为紧张可导致肾上腺髓质分泌升糖激素，交感神经末梢分泌去甲肾上腺素，这些都对糖尿病不利。要避免动作激烈的性交，而且应把性生活的重点放在爱抚方面。

三、女性糖尿病患者的性生活

1. 许多女性糖尿病患者大都有或轻或重的性功能障碍。患有糖尿病的女性的性问题似乎并不比非糖尿病妇女多。但如果血糖水平不能得到很好的控制，女性患者的性功能会出现阴道干涩、性交疼痛、性欲下降以及缺乏性高潮等问题。

2. 在女性糖尿病患者中，阴道干涩是一种常见的并发症。这种病症大多是由于性激素水平低而引起的，并由此而引起性交疼痛。一旦出现阴道干涩症状，一定要向医生咨询，通过医生的检查来确定是不是激素水平低下，考虑是不是需要采用激素替代疗法。在医生的指导下使用激素替代治疗，或者使用阴道润滑剂。千万不要自作主张使用不正确的方法。

3. 预防女性性功能障碍，首先要血糖控制达标。如果糖尿病妇女的血糖控制不佳，非常容易引发阴道炎，还有可能引起暂时性的性回避、性交疼痛或阴道痉挛等。患有阴道炎症的患者要在医生的指导下合理应用药物，彻底治疗阴道炎。只有当血糖控制达标、阴道炎治愈后，才有可能使女性糖尿病患者有和谐的性生活的基础。

4. 女性并发症患者还要注意性活动引发的低血糖。如果性活动开始时血糖正常或偏低且胃中没有储存足够的额外能量的话，那么紧张的性活动可能会引起低血糖。低血糖对身体相当有害，甚至可能危及患者的生命。所以糖尿病女性患者最好是在睡前吃一点补充能量的食物，或者性活动后吃一些水果和面包。这些对性活动后血糖下降的女性患者有很重要的帮助。

四、话说"相如之渴"

相如之渴是一个成语，这其中有一个典故，出处见《史记·司马相如列传》。书中原文这样写道："相如口吃而善著书，有消渴证。与卓氏婚，饶于财。其进仕宦，未尝肯与公卿国家之事，称病闲居，不慕官爵。"

关于司马相如患糖尿病的事情，《西晋杂记》卷二也有记载："长卿（司马相如字长卿）素有消渴病，及还成都，悦文君之色，遂发痼疾。"

这段话的意思是说，司马相如大概是性生活过度了一些，于是导致糖尿病复发。

事实上，性生活过度，确实是导致糖尿病的一个重要原因。盛壮年的人，如果过度纵情于声色之中，房劳过度，会导致糖尿病。

性生活过度是导致糖尿病的一个原因，所以我们在未得病时，就应该节制房事，尤其是要严禁酒后过度性生活。有些初患糖尿病的患者，性功能还没有受到太大影响，对性生活乐此不疲，丝毫不予节制，直至导致阳痿。所以，对于那些性功能尚属正常的糖尿病患者来说，性生活一定要有所节制。

五、男性糖尿病患者的性生活

男性糖尿病患者，常常发生早泄、逆行射精（射精无力）或阳痿。

阳痿随糖尿病病情的发展而由轻变重。最初仅有阴茎勃起不坚，可以进行性交，能射精，存在性高潮，也有性欲；但随着糖尿病的发展，最后会变成完全性阳痿。

有了阳痿的表现之后，就必须到医院请医生检查，获得早日明确的诊断，不要甘愿忍受痛苦，或羞于启齿讲清自己的苦衷，以免病情发展，失去治疗的机会。

患了糖尿病性阳痿，患者一般都十分苦恼，心情也会很郁闷，觉得生活没有意义，整天情绪低落，有些人甚至产生轻生的念头。这些不良的精神状态，常常会使糖尿病病情恶化，不利于康复。因此，在患上阳痿之后，要积极地采取治疗措施，恢复性功能。目前对糖尿病合并阳痿，西医没有什么办法，而中医在这方面却有很好的治疗效果。但值得患者注意的是，虽然目前市场上有很多壮阳中药，但不能不管三七二十一买来就吃，或许在吃了这些药物后，会取快于一时，但对身体却往往造成伤害，有时会对性功能造成不可逆的伤害。

中医对阳痿的治疗，也是要根据患者的不同情况，进行辨证施治，并不是一见到阳痿，就千篇一律地使用某一种壮阳药来治疗。

六、男性性功能障碍的辨证施治

男性糖尿患者，并发性功能障碍，有三种情况。

(一) 阴虚火旺

主要症状：这一症型的性功能障碍的主要表现为早泄。一般是在糖尿病初起的时候，多饮、多尿的症状比较重，患者的体型一般比较消瘦，面色黝黑或两颧骨部位有潮红色。其性功能障碍表现为，欲念时起（常常会因为看见有些正常时不会引起性欲的画报等，而产生性欲冲动），阴茎很容易就勃起，但勃起而不坚，等到同房的时候，却又发生早泄，有排精无力的感觉，有时甚至会精液逆行；患者常常会感到头晕眼花、心慌耳鸣；口中干燥，舌质较红。

治疗原则：滋阴补肾、益精填髓。

处方：龟板 30 克、鹿角胶 15 克、山药 25 克。黄精 15 克、石斛 10 克、山萸肉 20 克、茯苓 15 克、桑寄生 15 克、肉苁蓉 15 克、何首乌 15 克、熟地黄 25 克、芡实 10 克、牡蛎 10 克、黄柏 6 克、知母 10 克。

服用方法：以上药物，可用水煎服，一日 1 剂。也可将其加工成粉末，用鲜藕汁糊成药丸，每丸如黄豆粒大小，每日早中晚各服一次，每次服用 25 丸。本处方不仅可用以治疗阳痿，也可治疗糖尿病。

（二）命门火衰

主要症状：这一症型的性功能障碍，多已发展成阳痿，一般是在患上糖尿病时间较长的患者身上出现。患者的性欲低下或是没有性欲，头晕耳鸣，面色苍白，整天精神萎靡，腰腿酸软，即使在夏天，也感到怕冷，不能吹冷风，下肢发冷，舌质比较淡。

治疗原则：温补命门之火。

处方：鹿角胶 10 克、菟丝子 10 克、淫羊藿 10 克、杜仲 15 克、附子 9 克、肉桂 6 克、仙茅 10 克、熟地 20 克、枸杞子 15 克、山萸肉 15 克、五味子 10 克。

服用方法：以上药物主要为补肾壮阳药，所以，在取得疗效后，即应少服或停服。本处方可以用水煎服，也可请药铺加工成药丸，每丸如黄豆粒一般大小。每次服用 20 丸，每天服用 3 次。

（三）心脾受损

主要症状：性欲低下、不能勃起、整日精神不振、夜里睡眠不好；胃口不佳、多食症状不明显、面色黄白；患者体型一般比较肥胖，痰比较多，尤其是饭后痰多；舌质淡胖，舌苔薄白。

治疗原则：补益心脾。

处方：党参 15 克、黄芪 20 克、白术 25 克、茯苓 20 克、灸甘草 10 克、酸枣仁 10 克、桂圆肉 10 克、远志 10 克、当归 10 克、山药 15 克、陈皮 9 克。

服用方法：以上药物可以用水煎服，也可制成药丸，每丸如黄豆颗粒般大小，每次服用 20 丸，每天服用 3 次。

以上三个处方可分别用于不同情况的阳痿患者，选用哪一个处方要根据自己的症状情况进行选择。

除了中药治疗外，也可用灸法来治疗阳痿，而且效果是比较显著的。一般选三个穴位，三个穴位的名称是：

1. 关元：又名丹田穴，位于肚脐下 10 厘米。

2. 命门：位于腰背脊柱上，与肚脐平行相对。

3. 肾俞：位于命门穴的两边，旁开 3 厘米。

找到这三个穴位后，每日用艾条（可从药店购买），对准这三个穴位烤灸，感到皮肤发烫时，将艾条移开，稍稍停息后，再灸；如此不断地灸。每天晚上临睡前灸五分钟。灸关元可以自己操作，灸命门和肾俞，须请妻子代劳。需要注意的是，灸到穴位处的皮肤发红时，就应停止，不要灸得时间太长导致皮肤被烤伤起水疱，以致引起感染。也可以在每次灸后，用酒精棉球，擦拭以上几个穴位，这样做也是为了避免感染。

爱 心 提 示

灸这几个穴位，不仅可治疗阳痿，对糖尿病也有治疗作用，如能长年坚持，是保健强身、延年益寿的一个好方法。

（四）糖尿病患者应注意的问题

糖尿病并发阳痿的患者，除了进行以上的治疗外，还应在生活中注意以下几个方面的内容。

1.除了治疗阳痿，仍然要积极治疗糖尿病，认真控制饮食。

2. 平常应保持乐观的情绪，陶冶性情，不要过于紧张和焦虑。保持良好的精神状态，对糖尿病和阳痿的治疗，都有极大的好处。

3. 糖尿病患者经过治疗之后阳痿好转，就应对性生活应有所节制。

4.应避免在饮酒后，精神过于兴奋或情绪不安，或身体疲劳的情况下过性生活。特别要提醒读者注意的是，正在用胰岛素进行治疗的人，要避免在空腹或饥饿时性交，以免发生低血糖反应而昏迷。

5.有些药物，有诱发阳痿的不良反应，应避免使用，这些药物有：甲基多巴、阿托品、胍乙啶、利血平等。

第五节 戒除不良的生活习惯

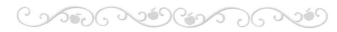

有很多不好的生活习惯，会妨碍糖尿病的治疗和康复，有些甚至会使病情恶化。戒除不良习惯，对于糖尿病患者来说非常重要。

一、吸烟

烟草含有的尼古丁可以刺激肾上腺的分泌，分泌的肾上腺素，可以对抗胰岛素，使胰岛素失效，导致血糖升高、病情恶化。

吸烟会导致患者胃口大减，消化液分泌减少，吃什么东西都没有味道，而且会引起消化不良。

针对帮助糖尿病患者戒烟，主要有行为重塑及药物治疗两种办法。

（一）行为重塑

包括自我教育（阅读、视听有关宣传资料）以及个别和集体心理咨询。但最有效的方法是保健人员和吸烟者之间咨询。一般来讲，患者的戒烟成功率与咨询的次数和时间成正比。一般4~7次最为有效。

（二）药物戒烟

目前主要采用烟碱替代治疗，包括把药通过口（口香糖式）、经皮（粘贴）及经鼻（气雾）三种主要方法让患者身体吸收。此外，抗抑郁药、可乐定及抗焦虑剂也有一定的应用。

爱 心 提 示

帮助糖尿病患者戒烟最好是药物治疗与行为咨询相结合，这是一项系统工程，需要患者自身的坚持和努力以及患者家属的配合等方面协作，大家共同努力，长期坚持不懈，才能达到较好的效果。

二、喝酒

糖尿病患者，一般都会有神经损坏情况，饮酒更会使病变加重。长期大量饮酒，能使糖尿病病情加重，发生低血糖或酸中毒。

那些用胰岛素治疗的糖尿病患者，在饮酒之后，常常会发生低血糖反应，因为酒精会使胰岛素的功能得到加强，如果不了解这一点，在注射胰岛素之后，又饮用了一些酒，往往会发生昏迷（低血糖反应）。

此外，还应注意两点：一是酒后不要饮茶，否则会出现小便频数，并会加重阳痿等症状。那些小便量比较多的糖尿患者，以及并发性功能障碍的糖尿患者，应加以避免。

为了糖尿病患者的身体健康和病情康复，尽量不要饮酒，更忌在酒后服用安眠药和注射胰岛素。所以，最好的办法，就是及早戒掉饮酒的嗜好。

三、饮浓茶

饮茶过多、过浓，却反而有害，特别是对糖尿病患者，更不相宜。

饮茶过多会突然增加体内水分，加重心肾的负担，对糖尿病极为不利；饮茶过多，会使人兴奋不安、焦虑、心跳加快、心慌意乱、心悸失眠等，加重糖尿病病情、血糖浓度波动、尿糖增多。

此外，不要空腹饮茶，否则会导致胃肠道功能受损，这对胃肠功能不佳的糖尿病患者来说，无异于火上浇油。

> ### 爱 心 提 示
>
> 　　近年来，中国人的饮食结构发生了一些变化，不少人也喜欢饮用咖啡、可可等。咖啡含有大量咖啡因，有很强的兴奋作用，多用可使心跳加快、失眠，所以不宜多饮，更不宜饮浓咖啡。可可中含有可可碱，作用与咖啡相似，此外，可可中含有胆固醇，会加重动脉硬化，糖尿病患者少用为宜。

四、长时间看电视

糖尿病患者常常伴有神经系统损害和视力下降，因此，长时间看电视，可以使糖尿病病情恶化，甚至导致高血压、低血糖等慢性并发症。

因此，为了保证看电视不影响健康，保持病情稳定，减少危害，在看电视时必须注意：

1. 室内不宜太暗，最好有一个小台灯，从电视的侧面提供较弱的光亮，以减少电视荧光幕的光线对眼睛的过度刺激。

2. 看电视时，应与电视机保持适当的距离，选择适当的椅子，使身体较为舒适。

3. 每次看电视的时间不宜过长，一般不要超过 2 个小时。

4. 应避免看那些使人悲观，过度紧张、兴奋、恐怖的剧目，以免对精神有不良的刺激。

有些糖尿病患者，应该多培养一些兴趣和爱好，如养养花草或者到公园散散步，把心胸放得宽广一点，这样就可以避免将看电视当作一天唯一的事情来做了。

五、不卫生的习惯

防止感染是保证糖尿病得到满意控制、避免恶化的重要课题。这就要求患者注意养成良好的卫生习惯。

1. 要勤洗澡、勤换衣，保持皮肤的清洁卫生。

2. 早晚饭后要刷牙，保持口腔卫生。

3. 少去空气污染严重、混浊的地方，避免呼吸道感染。

4. 养成饭前、便后洗手的好习惯。

5. 生吃瓜果时，要清洗洁净。

注意室内空气流通，保持居家卫生。

总之，为了您的健康，以上所说的一些不良生活习惯，都应及早戒除。

第七章

糖尿病患者的家庭护理

糖尿病是一种长期的慢性疾病，需要长期、终生治疗。对于糖尿病患者来说，家庭护理有着至关重要的意义。

糖尿病是一种长期的慢性疾病，需要长期、终生治疗。对于糖尿病患者来说，家庭护理有着至关重要的意义。家庭护理做得好，患者往往可以获得良好的治疗效果，病情也可以得到理想的控制，反之，有很多治疗效果不好，病情长期得不到稳定控制的患者，往往是因为家庭护理工作做得不好。所以，家庭护理的重要作用是不容忽视的。

第一节　精神护理是糖尿病得以良好控制的前提

糖尿病患者是生活在现代社会之中的，因此，现代社会的复杂架构，也不可避免地影响着糖尿病患者的精神状态，糖尿病患者很容易就会陷入忧虑、自卑的情绪之中，如果家庭中的其他成员又不能对患者予以帮助、安慰，甚至反而排斥，患者就会变得十分悲观、消极，病情也就很难得以控制。所以，对患者进行心理护理是十分必要的。

一、帮助患者树立战胜疾病的信心

患有糖尿病的人常常会感到恐惧和害怕，作为家庭成员，就应帮助患者摆脱这些不良的心理。通过自己对糖尿病知识的了解，帮助患者树立战胜疾病的信心。

虽然糖尿病不能得到根治但只要认真对待、积极治疗，大多数糖尿病患者都可以得到很好的治疗效果，病情不会恶化。很多糖尿病患者，都可以和正常人一样工作、学习和生活，寿命也没有明显缩短，甚至还很长寿。患者应树立起战胜疾病的信心，避免情绪的巨大波动造成治疗上的不利因素。

二、建立良好的家庭气氛

良好、和睦的家庭气氛，直接影响糖尿病患者的精神情绪。这其中包括两方面的因素，患者本身应该加强自身修养，进行自我心理调节。

家庭成员也要充分理解患者的心情与苦衷，给予患者支持、鼓励，努力创造一个友爱、和睦的家庭环境，帮助患者解脱精神上的自卑、悲观情绪，让患者时刻感受到家庭成员的关心和爱护，患者如能生活在这样一个和乐融融的家庭气氛中，病情一定会得到很好的控制。

总之，对糖尿病患者精神上的护理，是一个长期、耐心的工作，需要患者和家庭成员之间相互谅解和体贴，两方面都要常怀仁爱之心。

第二节 糖尿病患者的饮食护理

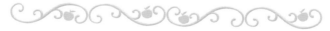

以饮食治疗作为糖尿病的基本治疗，在其他有关章节已有较为详细的介绍。作为家庭成员，如何做好患者的饮食护理工作呢？

一、督促患者的饮食治疗

家庭成员应该向患者讲清楚饮食治疗的重要性。

本书前面所提供的食谱，大多数都属家常菜，所以，为了患者的健康，必要时全家人可吃糖尿病饮食。

有些患者的胃肠功能不好，但家庭成员应督促患者必须吃完，不要剩下。同时，还可以选用一些开胃的菜，以改善患者的胃肠功能。

如果在服用降糖药或是注射胰岛素，还必须要求患者的饮食要定时，每日三餐的时间要固定，因为大多数降糖药要求在餐前30分钟口服，有胰岛素在注射后15~30分钟必须进餐，否则会出现低血糖。所以，对于这类患者，家庭成员要调整好进餐时间，以适应药物的需要，也可以给患者单独制定进餐的时间。

二、了解糖尿病的饮食宜忌

本书专门讨论了糖尿病患者的饮食宜忌，家庭成员也应对这部分内容有所了解，宜吃的食物，可以多购置一些；不宜吃的，应坚决禁止，以免病情恶化。

三、饮食必须讲究卫生

糖尿病患者的饮食卫生十分重要，饮食不洁是肠炎腹泻的祸根，而腹泻又往往会导致糖尿病酮症酸中毒。家庭成员要督促患者，不能吃过期、变质的食物；吃生冷瓜果时，要清洗干净，更不能随意在一些街头饭馆不卫生的地方进食。

第三节　糖尿病患者的生活护理

除了家庭的和饮食护理，也要注意生活中的其他细节问题。

一、糖尿病的皮肤护理

糖尿病极易发生皮肤感染，感染常使糖尿病难以控制，容易诱发酮症酸中毒。对糖尿病患者的皮肤护理十分重要。

1. 注意皮肤清洁，勤洗澡、换衣，要穿柔软、舒适的衣裤。平时要养成良好的卫生习惯，保持患者个人和环境的卫生。

2. 皮肤上如果出现暗疮时，不要用手挤压。

3. 指甲和趾甲内，容易窝藏大量的细菌，应经常清洗，以免长指甲抓伤皮肤，引发感染。但要注意，剪指甲时不可以剪得过短，以防发炎。

糖尿病患者常常会有肢体感觉麻木的症状，他们对水的温度不敏感，因此，在为患者准备洗澡水时，要先测量水的温度，水温不要超过 60℃，以免烫伤皮肤。妇女糖尿病患者要保持外阴清洁。另外，糖尿病患者不可以到公共浴池去洗澡，以免感染。

爱 心 提 示

免疫增强剂即免疫激活药，大致可分为多糖类、植物血凝素类和扶正固本类方药。

二、为患者创造一个幽雅的生活环境

幽雅宜人的环境往往能使人精神愉悦，忘记忧愁与烦恼，这对糖尿病患者的康复是极为有利的。

人们常说，"百草皆是药"，结合治疗糖尿病的需要，适当种植一些药用花草，例如金银花、芍药花、牡丹花、菊花、天冬、麦冬等药用植物，既可从药物发出的香气中治疗疾病，又能让患者观赏花卉，调养心神，不失为一举多得的好办法。

爱 心 提 示

在生活中，糖尿病患者处处都要注意卫生，而家庭成员也要为患者创造出一个良好的卫生环境。

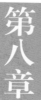

第八章

糖尿病合并其他疾病的治疗与调养

糖尿病患者的高血糖带来一系列严重的并发症能致人残废，甚至致人死亡。

本章的主要内容介绍糖尿病的常见并发症的预防、治疗和调养等方面的知识。

第一节　糖尿病合并冠心病

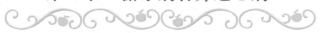

冠心病是一种糖尿病十分常见的并发症。在医学上，把这种冠心病称为糖尿病性冠心病。

一、为什么糖尿患者易患冠心病

糖尿病患者血液中的糖分浓度很高，血糖过高会导致血液中的胆固醇和低密度的脂质增多，胆固醇和低密度脂质在血液中浓度过高，会聚积、黏附在血管的管壁上，这会导致血管的硬化和狭窄。血管硬化和狭窄的情况，如果发生在冠状动脉，就发生了冠心病。因为冠状动脉是供应氧气和营养物质给心脏本身的，冠状动脉一旦硬化和狭窄，就会导致心脏缺氧，并由此而产生心绞痛，心绞痛是冠心病的最主要症状。

另外，绝大多数糖尿病患者都有营养过剩的经历。糖尿病患者的身体肥胖，在他们的血液中，可能本来就有血脂过高的情况，再加上高血糖又促使血液中的胆固醇增多，所以血管更容易发生硬化和狭窄。

以上就是糖尿病患者之所以容易并发冠心病的原因。

二、糖尿病患者避免患冠心病的秘诀

首先，要积极治疗糖尿病。糖尿病得到了积极的治疗，血糖被控制在理想的范围内，这样才能防止高血糖引起血中胆固醇升高，就减少了血管硬化的机会，进而也就预防了冠心病的发生。

其次，防止冠心病的产生，还必须进行饮食的控制以及加强适宜的体育运动。

最后，要防止冠心病的发生，还必须戒除抽烟、饮酒等不良生活习惯。

三、糖尿病性冠心病的中西医治疗

糖尿病患者外出时，除了前文所说的，要随身携带糖块以防止低血糖发生之外，还要随身携带硝酸甘油等药物，以便在心绞痛发作急救之用。在随身携带的卡片上，除注明您是糖尿病患者外，还要注明您同时患有冠心病。

中医治疗糖尿病性冠心病，可以有很好的远期效果，具有软化血管、降低血液中胆固醇、减少冠心病发作次数等作用，同时，还可以对糖尿病进行治疗。由于中医治疗糖尿病性冠心病有这么多的优点，所以目前一般都采用中医，作为糖尿病性冠心病的长期治疗方法，只有在心绞痛发作时，才口服硝酸甘油等西药。中医治疗本病，仍然离不开辨证施治，中医一般把糖尿病性冠心病分为以下几种症型，分别加以治疗。

（一）气滞血瘀型

主要症状：身体一般都比较肥胖，面色暗红，心绞痛往往因为情绪波动而引发，发作时胸口疼痛，连带到胁肋处也感到疼痛。平常会感到胸闷，经常叹气。脾气不好，容易发怒，一旦发怒，常引发心绞痛。在糖尿病的症状上，表现为多食易饥。此外，稍微运动就感到气喘吁吁，并容易诱发心绞痛。舌质淡红或暗红。

治疗原则：疏肝理气，活血化瘀。

基本方药：柴胡 9 克、鳖甲 20 克、白芍 15 克、丹参 15 克、陈皮 10 克、川芎 10 克、香附 10 克、生地 10 克、麦冬 10 克、郁金 10 克、天花粉 15 克、赤芍 12 克。

(二) 痰阻血瘀型

主要症状：这种症型的患者的身体，一般也比较肥胖，多食症状不明显，常常会感到头晕、倦怠，四肢沉重麻木；心胸疼痛，疼痛严重时，会牵引到肩背处也感到疼痛；每次疼痛的部位较为固定；患者往往有胸憋气闷的感觉；面色白或是暗，舌体胖大，舌的颜色较暗，苔白腻。

治疗原则：燥湿化痰、活血止痛。

基本方药：陈皮 10 克、茯苓 10 克、枳壳 10 克、竹茹 15 克、半夏 9 克、厚朴 6 克、五灵脂 10 克、蒲黄 10 克、川芎 10 克、赤芍 10 克。

(三) 寒凝血瘀型

主要症状：心胸疼痛，严重者心痛连背、背痛连心。痛得严重时，伴有四肢发凉。这种疼痛一般在遇到寒冷时，会加重。常常还伴有气喘气急的症状。患者嘴唇发乌、舌苔薄白。

基本方药：栝楼 15 克、薤白 10 克、枳实 10 克、郁金 10 克、丹参 15 克、桂枝 6 克、陈皮 6 克、红花 6 克、厚朴 8 克、人参 15 克、太子参 10 克、五味子 10 克、麦冬 12 克。

(四) 气阴两虚型

主要症状：这一证型的患者，一般患有糖尿病的时间较久，身体一般较瘦，多饮、多尿的症状较重。常感心悸气短、自汗乏力、口干舌燥、缺少唾液、心胸疼痛。舌嫩红，舌边有瘀点。

基本方药：西洋参 10 克、麦冬 12 克、女贞子 15 克、五味子 10 克、旱莲草 15 克、黄芪 15 克、丹参 12 克、蒲黄 9 克、五灵脂 10 克。

以上四种情况，是糖尿病合并冠心病的常见证型，读者可根据自身的状况，确定自身属于那一种证型，进行治疗。

在中医治疗时，需要注意的是：

1. 平时没有心痛发作时，要坚持吃药至少 1~2 个月，每日 1 剂中药。如果在吃中药前心胸疼痛经常发作，而在吃了中药之后，心痛发作次数减少了或是不发作了，说明取得了疗效，这时候，应再坚持吃药半个月以上，以巩固疗效。

2. 在心绞痛急性发作时，在吃中药的同时，可以用硝酸甘油等西药，来缓解疼痛，疼痛缓解后，仍需要坚持中药治疗。

3. 在中药治疗的同时，应坚持饮食的控制和适宜的运动，但运动不要导致身体疲劳，以太极拳和散步为最好。

其他方面如：穴位疗法、调养与康复、饮食禁忌、生活宜忌均可参看《冠心病中西医治疗与调养》分册。

四、治疗冠心病的特殊穴位——内关

穴位疗法，对治疗冠心病心绞痛发作，有着非常好的疗效。在冠心病发作时，用手指按压这些穴位，平常无事时，也可以按压这些穴位，对心脏有保健作用，可以防止心绞痛的产生，或是减少心绞痛发作的次数。

治疗冠心病有一个特效穴位。这个穴位是内关穴，它的位置在前臂内侧，腕横纹以上两寸处，处于两根筋的中间。

内关穴是经络中的心包经的一个穴位，中医理论认为，这个穴位具有治疗心痛、心悸、胸闷等方面的疗效。总之，凡属于心血管方面的疾病，内关穴都可以治疗，其他的如失眠、头痛等，内关穴也可以治疗。

　　而现代的科学研究更是证明了，内关穴有扩张冠状动脉、降低血压、预防中风、心肌梗死的效用。

　　目前在临床工作中，中医治疗心绞痛急性发作时，一般都首先按压内关穴，待心痛缓解之后，再辅之以中药治疗，效果非常显著。

　　遇到突发的心绞痛时，可以用手指用力按压内关穴，在没有随身携带硝酸甘油而突发心绞痛时，可以产生救命的作用。

　　平时早晨起床后和晚上临睡前，按压内关穴5分钟，具有极好的心脏保健的功效，能够减少心绞痛发作的可能和次数，希望每位患有冠心病的读者，能养成这样一个按压内关穴的好习惯，长期坚持，有令人意想不到的奇效。

五、糖尿病性冠心患者的调养与康复

　　如果已经患上了糖尿病性冠心病，除了要积极治疗之外，调养与康复也很重要。

（一）宜多吃纤维素含量高的食品

　　纤维素含量高的食物，不仅可以延缓醣类的吸收、降低血糖，而且对人的血液有净化作用，可以使血液中的胆固醇含量减低，因此，对糖尿病和冠心病的治疗，都有好处。

　　纤维素含量高的食物，主要有燕麦、大豆、柠檬、大麦、豌豆以及大多数蔬菜等。其中，以大豆和燕麦含有纤维素为最多。

（二）宜吃一些含铜的食物

　　铜是一种微量元素，增进其摄入量，可以明显地减少冠心病的发生。

　　心血管的正常代谢和功能，需要铜才能实现，缺铜之后，导致心血管代谢异常，从而产生一系列症状。

影响铜摄入量的主要因素是：高糖饮食、高脂肪饮食、锌的摄入过多、维生素 C 摄入过量等，这些因素都会干扰人体对铜的吸收。

冠心患者宜适当多吃一些含铜较多的食物，同时要控制高糖饮食、高脂肪饮食，这样，不仅可以防止冠心病的危险，而且对糖尿病也有治疗作用。

中含铜比较丰富食品有：牡蛎、葵花子、核桃等坚果的果仁。

（三）宜长期饮用脱脂优酪乳

脱脂优酪乳是冠心病患者的一种理想保健食品。

（四）宜多吃山楂

据现代药理研究发现，山楂中含有多种维生素和大量的钙、铁等微量元素，具有散瘀、止血、提神、消积、化痰等多方面的效用。近年来又发现，山楂在强心、抗心律不整、扩张冠状动脉、降血脂方面，有很好的功效。目前，临床上已经开始用山楂及山楂制品作为冠心病的辅助疗法，效果良好。

爱 心 提 示

山楂中的含糖量较高，糖尿病性冠心患者，最好不要食用那些加了糖的山楂制品，最好是吃去了糖分的山楂药片。

（五）宜吃大蒜和葱

大蒜具有很好的治疗冠心病的效用。而且，大蒜对糖尿病也有很好的疗效，可以降低血糖，提高胰岛素的效率。

葱有治疗糖尿病的作用，这一点在前文已有介绍。近年来，国外学者还发现，葱能减少胆固醇在血管壁上聚积，可防止动脉硬化。

而且，葱能防止血栓的形成，预防中风。

因此，糖尿病性冠心患者，宜常吃葱，最好是坚持长期食用。

（六）糖尿病性冠心患者的饮食禁忌

1. 忌饮酒：饮酒不仅可以使糖尿病恶化，而且饮酒会使患者血压升高，加重心脏的负担，进而诱发心绞痛，饮酒还有诱发心肌梗死的危险，因此，糖尿病性冠心患者应绝对忌酒。

2. 忌饮咖啡和大量的水：咖啡对心脏有强烈的兴奋作用，使心脏负担增加，诱发心绞痛的发作。

大量饮水对合并有冠心病的人，心脏的负担也随着水的增多而猛增，容易诱发心绞痛。糖尿病性冠心病患者应慢慢饮用。最好的方法，是用夏枯草泡水喝，夏枯草泡水既有解渴的作用，也有降血压、降血糖的作用，不失为一种很好的保健饮品。

3. 忌饮可乐：可乐中含有大量的糖分，不利于糖尿病，而合并有冠心病者，还会诱发心律不整、心绞痛、心悸、眩晕等症状。而且，可乐对胃也有一定的刺激，不利于糖尿病的治疗。

4. 忌暴饮暴食和高胆固醇的食品：任何人都不能暴饮暴食，对于糖尿病性冠心病来说，暴饮暴食无疑是一种自杀行为。因为糖尿病本来就需要节食，以减轻胰脏的负担，而暴饮暴食还会加重心脏的负担，两方面都不相宜。

而高胆固醇食品，会加重动脉硬化，是冠心病的发病原因之一。高胆固醇的食物主包括肥肉、动物内脏、鱼子等。

（七）糖尿病性冠心患者的生活宜忌

1. 宜长期保持漫步或慢跑：增强心脏功能的方法，就是要进行运动锻炼。对于糖尿病性冠心患者来说，运动既可以治疗糖尿病，也可以增强心脏功能，所以，必须要持之以恒地坚持运动。考虑到患者的实际病情，糖尿病性冠心患者，最好的运动方式应是太极拳，如果不会太极拳，则应坚持漫步或慢跑，运动量应从少量逐渐增加。缺乏运动锻炼的患者，在开始慢跑时，跑上几公里，就会心慌气短，经过一段时间的锻炼后，这种情况就不会再出现，因为心脏功能在锻炼后，得到了加强。

因此，为了防治糖尿病和冠心病，以及延年益寿、提高生活品质，糖尿病性冠心患者，应该坚持不懈地参加慢跑或漫步的运动，但切要注意的是，要循序渐进，绝不可盲目蛮干，一旦感觉疲劳时，就应该休息。

如果处于心肌梗死的恢复期（3个月以内），应该禁止运动，等恢复期之后，再考虑适当的运动。

另外，慢跑或漫步的时间，可以在早晨或黄昏两个时段，早晨起床后，应先用手按摩心脏10分钟（即用手掌在心脏部位旋转按摩），然后再漫步或慢跑。

2. 生活要有规律：一般冠心患者的心绞痛发作，大多是1周几次或每日1~2次，每次发作时持续1~5分钟，患者一般可以忍受。如果心绞痛发作频繁，疼痛非常剧烈，而且持续时间很长，甚至感到难以忍受，有窒息和死亡将临的感觉，这就属于心肌梗死的早期信号，应引起高度的警惕。为了防止这种情况的产生，除了治疗之外，应做到生活有规律。具体的要求是：不要熬夜，工作时间不宜过长，也不宜长时间看电视。要经常做轻松的肢体活动，摆摆手、踢踢腿都可以；应定期进行心电图等相关检查，还应该经常按压内关穴。每天应坚持午睡半小时，避免情绪激动；宜控制性生活，千万不可过度。

第二节　糖尿病合并高血压

糖尿病合并高血压，十分常见。

糖尿病合并高血压的危害十分严重，高血压是糖尿病患者并发冠心病的原因之一；高血压还会损害眼睛内的小血管，可以导致患者视力下降甚至失明，此外高血压还是患者发生中风的危险因素。可见，积极防治糖尿病高血压，具有十分重要的意义。

一、预防糖尿病性高血压的三步曲

防止糖尿病性高血压的第一步，是使糖尿病得到治疗，病情得以控制。

第二步，要经常进行运动锻炼。最适宜于糖尿病并发高血压患者的运动是太极拳，或是一些运动量不太大的其他体育锻炼。另外，如果能持之以恒地练气功，对血压的控制非常有效。

第三步，对那些较高血压的糖尿患者，必须采取降血压的中西医治疗，以免高血压与糖尿病之间互相促进，使病情恶化。降压的措施是进行必要的药物治疗，以使血压下降，避免更严重的并发症，如中风的发生。

二、糖尿病并发高血压的中西医治疗

降压西药的品种繁多，效果一般都比较迅速，在使用这些西药进行治疗的过程中，需要严格按照医师的要求服用，切不可因为治病心切而滥用药物，以免带来不良后果。对药物的选择应以有效而不良反应少为准则，降压应缓慢进行，切忌血压降得太快，而引起心脏和大脑缺血，发生昏厥。血压降得太快，严重者还会引起脑血栓或心绞痛。吃了降压西药之后，还应安静地休息一下，防止药物引起低血压而晕倒。

中药降血压效果缓慢、持久、平和，没有不良反应，而且对于合并有糖尿病的患者，还能够兼以治疗糖尿病。以下所载的治疗高血压的中药处方，都连带有治疗糖尿病的作用。

中医治疗糖尿病合并高血压，一般分为以下四种症型：

（一）肝阳上亢

主要症状：这一症型的患者，性格一般都较为急躁，容易发怒，常常有头晕头痛的症象，面色发红，眼睛也红，视力下降。一般多食的症状较重。尿不是很多，尿的颜色多为黄色。口渴咽干的症状也很明显，大多数患者会有便秘。舌质红，苔薄黄。

基本处方：生地 15 克、沙参 12 克、枸杞子 12 克、麦冬 15 克、白芍 12 克、当归 10 克、龙骨 25 克、牡蛎 25 克、生石膏 20 克、知母 15 克。

（二）心火亢盛

主要症状：心悸心慌，患者常常心中烦躁、失眠多梦、头晕眼花、手足心发热。在糖尿病的症状方面，有口中干渴、多饮的症象。尿不多，常为黄色。舌边有红刺，舌苔薄黄。患者体型一般较瘦。

基本处方：生石膏 20 克、知母 15 克、酸枣仁 10 克、茯神 10 克、生甘草 9 克、白芍 10 克、五味子 10 克、木通 10 克、柏子仁 12 克、川芎 9 克。

（三）肝肾阴虚

主要症状：头晕目眩、视力模糊下降、五心烦热、腰膝酸软。患者常健忘、失眠。性功能也有障碍，主要表现为遗精早泄；患者常感口渴，但又喝不了多少水；舌红，没有舌苔或舌苔很少。

基本处方：知母 15 克、黄柏 9 克、生地 15 克、熟地 15 克、山萸肉 15 克、山药 20 克、泽泻 9 克、丹皮 9 克、茯苓 9 克、枸杞子 10 克、菊花 9 克。

（四）阴阳两虚

主要症状：头晕头痛，心悸心慌；耳鸣，失眠多梦；腰膝酸软，四肢发凉；常有怕风、怕冷的感觉；口渴多饮的症状不重；夜尿频频，尿如膏脂；患者常有性功能障碍，严重者会有阳痿；这种症型多见于年老体弱或长期患有糖尿病的人，也多见于患有糖尿病的更年期妇女；舌质多淡白。

基本处方：仙茅 10 克、枸杞子 12 克、熟地 15 克、桑寄生 15 克、龟板 20 克、鹿角胶 10 克、补骨脂 10 克。

以上四种症型，是中医对糖尿病兼有高血压的分类，读者可根据自己的症状，判断自己所属的症型，选取处方加以治疗。

其他方面如调养康复、气功锻炼、饮食宜忌均可查看本套丛书的《高血压中西医治疗与调养》分册。

三、糖尿病合并高血压的调养康复

糖尿病合并有高血压的患者，要十分重视自己的饮食起居，要在饮食起居中，贯彻调养康复的方法。

（一）宜保持良好的心理情绪

心理情绪的好坏，直接影响高血压的康复，精神紧张导致大脑皮层功能紊乱，是高血压产生的原因之一；精神状况不好还会导致血压的波动。急躁易怒既不利于高血压的治疗，也不利于糖尿病的治疗。

要避免因为心理、情绪及精神状况对病情的影响，就需要进行自我心理调节，对所见所闻的事情，视为过眼烟云，不要斤斤计较，要宽心克制，对所有的事情看得开一点。还可以采取一些身心锻炼方法，读者可参见前文有关心理调节的章节。

（二）宜常练气功

气功可使人心绪平和、血压下降，并有促进心血管功能的作用，是一种非常适宜于糖尿病、高血压患者的康复疗法。

用气功来降压，对那些早期和较轻的患者是可以治愈，但对于血压已非常高，已高到危险的边缘时，就不能仅仅采用气功治疗了，还必须同时用药物降压。

（三）宜常吃含钙食物

钙是治疗高血压的一种重要微量元素。钙具有松弛血管、软化血管的作用，能使高血压引起的血管紧张得到降低，从而有利于血压的稳定。

含钙丰富的食品有：黄豆及豆制品、葵花子、核桃、花生、鱼、柿子、韭菜、芹菜、蒜苗等。

（四）宜常吃食用菌

食用的菌类很多，包括草菇、香菇、平菇、蘑菇、黑木耳、白木耳等，作为糖尿病和高血压的保健食品，最好做成汤食用。香菇含有大量的叶香菇嘌呤碱，可以降低和抑制胆固醇的吸收，软化脑血管。黑木耳含有一些能阻止血液凝固的物质，可以降低血液的黏稠度，防止血液凝固，降低脑血栓的形成。银耳也有十分明显的降血压、降血脂的作用。

（五）宜常吃醋浸生花生米

醋，具有降低血脂、软化血管、活血化瘀的功效，能使血管保持良好的弹性，降低血压，减少发生中风的危险。花生米经醋浸之后，其有效成分更易被人体吸收。

食用方法：食醋 250 克，放入 250 克生花生米，使花生米全部进入食醋中，密封浸泡 1 周后，即可食用。每晚睡前取花生米数粒嚼服，长期服用没有任何不良反应。

（六）宜常吃海带、胡萝卜、芹菜、大蒜等蔬菜

总的来说，无论是糖尿病，还是高血压，饮食皆以清淡为宜，所以，宜多吃蔬菜。海带中含有一种物质，名为褐藻氨酸，是一种降血压的有效成分。海带中，还含有一种甘露醇，有很好的利尿作用。通过利尿，也能达到降血压的效果，但若有多尿的症状，则不宜吃。

胡萝卜中含有一种叫"琥珀酸钾盐"的降压有效成分，对高血压有很好的治疗作用。芹菜能降血压早已是众所周知。大蒜对治疗现代社会的"文明病"，如高血压、糖尿病、血管硬化等，有很好的作用，前文已多有论述。

（七）高血压患者五忌

1. 忌性生活过度：性生活过劳，对心血管患者极为不利。此外，肾上腺素可以对抗胰岛素，会使血糖升高，不利于糖尿病的治疗和康复。

因此，糖尿病兼有高血压者，应节制性生活，每次性生活不宜超过 20 分钟，特别是在性高潮到来时，精神要尽量放松。如果血压过高，有中风的危险，则应禁止性生活。待血压降下来之后，才可考虑，但每周不能超过一次。

2. 忌在睡前服用降压药：睡前服用降压药，就会使血压猛然下降许多，甚至因为血流过于缓慢而导致冠状动脉供血不足，产生心绞痛或心肌梗死，也可能会导致脑血栓等等。所以高血压患者睡前忌服降压药。

3. 忌便秘：便秘时排便要用力，使腹压增高。腹压增高就会导致血压骤然上升，甚至超过脑血管所能承受的压力，最终诱发脑溢血。

防止便秘的方法是要求多吃纤维素含量丰富的蔬菜，养成定

时大便的习惯。此外，有一种中成药"麻子润肠丸"，能很好地治疗便秘。

4. 忌吃高盐食物和高胆固醇食物。

5. 忌看惊险、恐怖电影或电视。

以上是糖尿病合并有高血压患者在日常生活中应该注意的问题。这些问题密切地关系着患者身体的康复，读者应在生活中贯彻。

第三节　糖尿病合并肥胖症

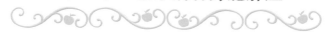

肥胖症是指体重超过标准体重 20% 以上，而糖尿病的发病，与身体的过度肥胖有密切关系。

饮食的控制配合运动疗法，是肥胖症的最佳疗法，但有许多人难以持之以恒地进行这两种疗法，药物减肥的效果并不是很好，而且有许多毒副作用，对于糖尿病患者来说，应禁止药物减肥。

可中药与针灸进行减肥，而尤以针灸减肥卓有成效。针灸减肥的作用过程，在于调整人体的内分泌，使肥胖患者的内分泌紊乱状况得以调整，从而使肥胖得以控制。以下向读者介绍针灸减肥的一些情况。

一、针灸减肥的方法

针灸减肥也是依据中医的辨证施治，但在实际操作中，选取的穴位还是较为固定的，常用的针灸穴位是：足三里、丰隆、阴陵泉、胃俞、脾俞。耳穴可以选取：内分泌、胰、三焦。

作为日常穴位锻炼，穴位刺激器对以上所介绍的穴位进行刺激，也可以产生调整内分泌的作用，持之以恒，也可以减肥。

二、减肥注意事项

减肥中应注意的问题是，第一，要有恒心、有毅力，不能因为怕吃苦而半途而废。第二，无论采取何种减肥方法，节食和运动都是必需的。第三，必须以清淡的饮食为主，要多吃蔬菜，切忌进食动物脂肪、动物内脏。第四，严禁用西药来对糖尿病患者减肥。

第四节　糖尿病伴肾脏损害

肾脏损害是糖尿病的常见并发症。患有胰岛素依赖型糖尿病20 年以上的患者，50%~80%的患者，死于肾病晚期尿毒症。因此，对糖尿病肾病应予以高度重视。

一、防止糖尿病损害肾脏的方法

凡是已诊断出糖尿病的患者，从第一天起，就要关注预防肾病的问题，防止肾病发生的措施包括：

1. 积极控制血糖，治疗糖尿病。糖尿病引起的高血糖和人体内分泌紊乱血糖过高是肾脏负担加重的重要原因，长期的高血糖会引起肾脏小血管的损伤，最终诱发肾功能障碍。

糖尿病患者的内分泌紊乱也是导致肾脏损害的重要原因。

爱 心 提 示

控制血糖、调整糖尿病患者的内分泌紊乱状况，是防止糖尿病肾病的根本措施。

2. 节制性生活。过度的性生活，又会耗伤肾精、伤人元气。性生活时，人体交感神经兴奋，会使肾脏的血管痉挛，肾脏的血流量会有所减少，血液中的有害物质难以通过肾脏排出，给肾脏带来损伤。所以，糖尿患者应控制性生活次数，以防肾脏损害。

糖尿病肾病患者，应待病情稳定后，水肿症状消失了、蛋白尿没有了之后，才可以进行性生活，而且次数越少越好。

3. 应经常锻炼肾脏部位（腰部）。可以预防或治疗肾病。适宜的腰部锻炼可以促进局部血液循环，消除淤积的杂质，促进肾脏功能。腰部分布有肾俞穴、命门穴，这些穴位对肾脏有补益、祛邪的功效，经常刺激这些穴位，有肾脏保健的作用。

具体的锻炼方法是，时常扭动腰部，注意扭动的幅度不要太大，要在体力所能及的范围之内；或是经常用拳头捶打腰部，但力量不要太大，或是用手掌摩擦腰部，以使腰部感到烘热为度。

二、糖尿病合并肾病的中西医治疗

当前的医疗水平，对糖尿病肾病尚未发明令人满意、有效的西药，西医对本病主要是提出了一些指导性的建议，这些建议包括：

1. 在未发病之前，如有高血压表现，则应尽早降血压，因为高血压会引起肾脏损害。

2. 对于已发生糖尿病肾病者，应补充人体从尿中流失的蛋白质。强调要少吃盐，以减轻肾脏负担。

3. 在使用胰岛素进行治疗的患者，肾脏对胰岛素的代谢和排泄都减少，因此患者对胰岛素的需要量也相应减少。

注意口服降糖药多数由肾脏排泄的，当肾脏受到损伤后，若使用平常所用剂量的口服降糖药，会诱发严重的低血糖，或是诱发严重的酸中毒。

4. 对糖尿病肾病的相应症状，一般是对症治疗，具体需要医师来决定。

总之，目前西医对糖尿病肾病尚无满意疗法，大多是对症处理。中医对肾病的治疗，累积了相当丰富的经验，中医对肾病有较好的疗效基础。

中医根据糖尿病合并肾病的临床表现，一般将其分为以下五种症型，分别加以治疗。

（一）脾虚湿聚型

主要症状：患者身体较胖，尿液不多，面目有水肿，面色萎黄。食欲不振，多食症状不严重，有时反而没有进食的欲望。大便不干不稀。舌质淡，舌体较大，舌苔白而腻。尿中检查，有少许蛋白尿，不超过（++）。

基本处方：茯苓 30 克、白术 20 克、木瓜 15 克、猪苓 10 克、山药 15 克、陈皮 10 克、黄芪 15 克、草豆蔻 9 克、大腹皮 10 克、附子 6 克、泽泻 6 克。

（二）肾阳亏虚、水湿上泛

主要症状：面色淡白、灰滞，精神困倦，身体无力，四肢有发凉的感觉；身体水肿，腰部发凉，腿膝酸软无力；心悸发慌；尿少腹胀；患者性欲减退，男子会出现阳痿，女子会有性冷淡；舌体胖大，舌色淡红。

基本处方：茯苓 25 克、白术 15 克、附子 10 克、肉桂 6 克、红参 9 克、泽泻 9 克、五加皮 10 克、生姜 6 克、大腹皮 10 克、枸杞子 15 克。

（三）气血亏虚型

主要症状：胃口极差，不思饮食，形体消瘦，面色苍白，没有光泽；睡眠不安，梦多；平常头晕耳鸣，腰腿酸软；下肢略有水肿；舌淡白。本型多见于患有糖尿病多年的患者，或年纪较大的老年糖尿病患者。

基本处方：山药 20 克、茯苓 15 克、白术 15 克、红参 10 克、枸杞子 10 克、杜仲 10 克、山萸肉 15 克、熟地 15 克、当归 10 克、丹参 15 克、白芍 10 克、赤芍 10 克、川芎 10 克。

（四）肝肾阴虚、肾经瘀滞

主要症状：经常性的头晕眼花，耳鸣心悸；记忆力不佳，形体较瘦，面色暗红；眼睑和下肢略有水肿，肢体微有颤动；腰膝酸软无力，手足心发热；失眠多梦，或有遗精症状；舌红苔少，舌边有瘀斑；血压一般较高。

基本处方：熟地黄 15 克、山药 15 克、山萸肉 15 克、茯苓 12 克、泽泻 10 克、丹皮 10 克、菊花 9 克、枸杞子 10 克、钩藤 9 克、龟板 20 克、地骨皮 15 克。

（五）肾阳亏虚、浊阴泛逆

主要症状：水肿症状严重，全身皆肿；身体感到寒冷，四肢发凉；说话有气无力，声音低微；面色晦暗，精神萎靡；嗜睡；胸闷恶心，或有呕吐；大便稀而不爽，尿极少或无尿；此型主要见于肾病已非常严重者，多发生在患病多年或年老体衰者身上。

基本处方：附子 15 克、生姜 10 克、仙茅 12 克、仙灵脾 12 克、泽泻 10 克、苍术 10 克、白术 15 克、茯苓 15 克、陈皮 10 克、大黄 9 克、红参 10 克、红花 9 克、丹参 10 克、半夏 10 克、川芎 9 克、当归 9 克、鹿角胶 15 克。

以上五种症型，一种比一种严重，中医对糖尿病肾病的治疗，基本上分为这五种情况。

在治疗的同时，最好是采取一些综合措施，例如，每天为患者针灸肾俞穴，或是每天为患者推拿、按摩双侧腰部，有良好的辅助治疗作用。

由于本病较严重，而且，除治疗外，调养的得当与否，直接关系着病情能否好转，所以，了解本病的调养与康复的知识，对于疾病的治疗，有着至关重要的影响，希望读者予以密切的关注。

三、糖尿病伴有肾病的调养与康复

(一) 做适当的运动锻炼

适量的运动锻炼可以增强体质，提高身体的防病能力，有利于康复。但运动不能过度疲劳，要量力而行。适宜的运动方式有散步、太极拳、气功等。

(二) 要十分重视饮食调养

糖尿病肾病患者，在中药治疗的同时，要十分重视饮食调理，以促进康复。

宜吃易消化、富含维生素的低盐饮食。可以选择一些消肿利尿的食物，如赤小豆、薏苡仁、茯苓、鲤鱼、鲫鱼、冬瓜、黄瓜等。

(三) 肾病患者的饮食禁忌

1. 忌吃过咸食物：过咸的食物会加重患者肾脏负担，使水肿加重，并使血压升高，因此，患者宜吃低盐饮食。

2. 少吃香蕉。

3. 补充蛋白质，忌过量。糖尿病肾病患者，会由尿中流失大量人体蛋白质，因此，需要通过饮食，进行蛋白质的补充，但要注意，高蛋白的饮食不能过量，因为这些食物经消化吸收之后，其最终的代谢产物，必须经肾脏排出，如过多则会增加肾小球的负担，甚至会引起尿毒症。

第九章

特殊类型的糖尿病

　　在过去，患有糖尿病的妇女，一般很少怀孕，一方面，是因为患上糖尿病后，受孕的可能性大大降低；另一方面，是因为医疗水平尚不足以保护糖尿病患者母子平安，怀孕的糖尿病妇女往往会加重糖尿病病情，胎儿也容易发生死胎或流产。

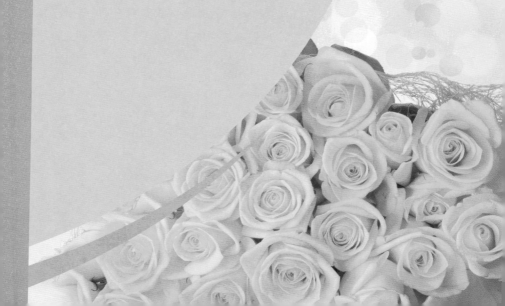

第一节　妊娠妇女的糖尿病

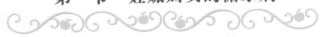

在过去，患有糖尿病的妇女，一般很少怀孕，一方面，是因为患上糖尿病后，受孕的可能性大大降低；另一方面，是因为医疗水平尚不足以保护糖尿病患者母子平安，怀孕的糖尿病妇女往往会加重糖尿病病情，胎儿也容易发生死胎或流产。

现在，随着糖尿病研究的深入，中、西医治疗方法的发展，以及糖尿病患者自身的调养，实现糖尿病妇女拥有自己的孩子的愿望，并不是一件特别困难的事情。

但是，由于糖尿病合并妊娠之后，在身体上会产生一系列的变化，因此，采取正确的防治措施，是糖尿病妊娠妇女母子平安的基本保证，以下将向读者介绍这方面的知识。

一、糖尿病患者在怀孕前的准备：使糖尿病得到理想的控制

1. 血糖控制好方可怀孕：糖尿病的理想控制是：没有了明显的糖尿病症状，并且血糖、尿糖的检查，都达到了正常的水准。育龄期女性糖尿病患者只有在糖尿病得到理想的控制之后，才可谈及怀孕与生育的问题，否则，一方面，受孕的机会很小；另一方面，即使受孕也不能保证能顺利地产下胎儿，严重者，母子都有可能死亡。

2. 孕前如何控制血糖：首先选用饮食疗法，其次才考虑药物疗法。

如果用饮食疗法，不能使糖尿病控制在理想的水平，下一步就需要用药物来进行控制了。药物控制糖尿病，首选中药。如果

中药的效果不理想，那么就应该选用胰岛素，对糖尿病进行控制，药用的胰岛素不会影响胎儿的正常发育。一般来说，在应用胰岛素之后，糖尿病基本上会得到理想的控制。

特不能用口服降糖药来控制糖尿病。否则会引起胎儿的畸形或弱智，甚至死胎。

当糖尿病得到理想的控制，也没有什么并发症的时候，才可以怀孕。糖尿病妇女的怀孕、分娩是一个艰难而漫长的过程，一定要做好精神和身体上的准备，才可以满足做母亲的愿望。

二、妊娠对糖尿病的影响

在妊娠的不同阶段，会对糖尿病产生不同的影响，主要有以下三个方面：

（一）在孕期，会使患者产生低血糖

怀孕的早期，糖尿病孕妇常常会出现低血糖，在那些使用胰岛素治疗的孕妇身上，情况更为严重，甚至出现低血糖反应，患者发生昏迷。怀孕的早期，应适当而又及时地减少胰岛素的用量，以免不测。

在怀孕的后期，孕妇往往会发生对胰岛素敏感性降低的现象，患者会出现高血糖，此时，应适当增加胰岛素的用量。

总之，孕期糖尿病的病情稳定性比较差，在调整用药药量时，要小心慎重，一般都是由医师来决定如何调整药量的，患者不要自己进行此项工作。

（二）在分娩期，会使患者血糖波动较大

分娩期由于子宫的收缩，生产过程中屏气，要消耗大量的能量，兼之以常常进食减少，所以容易导致低血糖。再加上临产前的精神紧张、情绪起伏不定，会使患者的血糖发生波动。在这一

阶段，胰岛素用量比较难以掌握，最好的解决办法是采用"人工胰岛"，来控制患者的血糖。

(三) 产褥期也会使患者发生低血糖

孕妇在分娩后，一般在分娩两天之内，胰岛素的用量要减少到孕期用量的 1/3~1/2。否则就会发生低血糖。

总之，妊娠会对糖尿病患者的身体，产生较大的影响，只要严密观察妊娠糖尿病患者的情况，并做出相应的处理对策，一般来说，是不会引起糖尿病病情恶化的。所以，凡是女性糖尿病患者，一旦怀孕之后，就应该住进医院，进行严格的观察和治疗，以确保母婴平安。

爱 心 提 示

需要注意的是，如果患者伴有感染，那么胰岛素应缓慢减量。

三、糖尿病对妊娠的影响

糖尿病对孕妇和胎儿两方面都有影响，影响程度的大小，取决于糖尿病病情的严重程度，以及糖尿病患者是否伴有并发症的情况。不过，如果糖尿病病情严重或是兼有严重的并发症，一般是不宜怀孕。

(一) 对孕妇的影响

1. 羊水过多：糖尿病孕妇，羊水过多比非糖尿病孕妇要高出 20 倍。

2. 糖尿病酮酸酸中毒：在前文中，读者已经知道酮酸酸中毒是任何糖尿患者，都可能发生的严重并发症，对于糖尿病的孕妇来说，这更是一个严重的问题，常常会导致死胎，也是引起孕妇死亡的主要原因之一。酮酸酸中毒一般多发生在妊娠的早期和末期。

3. 继发感染：糖尿病孕妇如果发生感染，问题就相当严重了，这是导致糖尿病孕妇的最主要死亡原因。继发感染的部位很多，常常发生在呼吸道、尿道、皮肤和阴道。

爱 心 提 示

以上三种情况，是妊娠对女性糖尿病的影响，应积极加以防范，在下文中将介绍具体的防范措施，希望读者注意。

(二) 糖尿病对胎儿的影响

一般而言，糖尿病对胎儿的主要影响是死胎、流产，婴儿有可能出现呼吸困难、低血糖和畸形等，但对婴儿的远期影响目前尚无结论，有人认为糖尿病会使婴儿将来患糖尿病的可能性增加。

四、妊娠与糖尿病的互相影响

糖尿病妇女在怀孕后，妊娠与糖尿病之间会产生相互的影响，即妊娠会影响糖尿病的病情，而糖尿病也会影响妊娠的过程及胎儿的分娩等。

而对于糖尿病患者来说，妊娠期中身体内的各种代谢过程更加复杂，糖尿病也比平时难以控制，且病情的变化较大，容易出现低血糖，甚至发生酮酸酸中毒的情况。又由于糖尿病的原因，会导致孕妇羊水过多，自然流产、死胎、妊娠中毒症、产后出血、感染或难产；另外，胎儿也会遭受糖尿病的影响，新生儿容易出现呼吸困难、低血糖、先天畸形等情况。

(一) 妊娠对糖尿病的影响

在妊娠的中晚期，身体对胰岛素的需要量较以前会有增加；而妊娠早期、分娩期、产后期以及哺乳期对胰岛素的需要量会有减少。

这就要求：在妊娠早期、分娩期、产后期、哺乳期，适当地减少胰岛素注射量，以免发生低血糖。而在妊娠晚期，则应适当增加胰岛素的用量，以免血糖升高，使糖尿病恶化。

大多数妊娠妇女，在妊娠期会发生呕吐、进食减少，而胎儿还要利用一部分母体的葡萄糖，因此孕妇易发生低血糖，而妊娠低血糖会使胎儿死亡率增加 4 倍。所以，应注意定时检查孕妇血糖，以便及时纠正。

妊娠还易使糖尿病演变为酮症酸中毒，其发生率为 5%~35%，尤其在妊娠末期较多见。如不及时控制，可进展为中毒昏迷而危及母亲及胎儿的生命。故在妊娠末期，孕妇应住进医院，由医生随时监控病情及胎儿的情况。妊娠还常常会使糖尿病的并发症如眼病、肾病加重。

(二) 糖尿病对妊娠的影响

糖尿病孕妇羊水过多的发生率为 10%，是非糖尿病孕妇的 20 倍，但羊水过多，与畸形胎儿并无关系。

糖尿病孕妇的自然流产率为 10%，尤其是已有视网膜病变或肾病的患者，更易发生。而病情控制不理想的患者，常易发生连续性多次自然流产或死胎。

羊水过多、巨大胎儿均可导致产后出血及产道损伤，由于产程延长，难产除可致产后出血过多之外，还特别容易引起感染。而感染之后，往往造成患者严重并发症的产生，甚至成为孕妇死亡的原因。

以上这些情况，处理的对策主要是要控制好糖尿病，出现相关症状时，要住院由医师处理。

148

> ## 爱 心 提 示
>
> 　　以上两个方面，介绍了妊娠和糖尿病之间的相互影响。要防止各种意外情况的发生，关键在于提高警惕，做好妊娠前的准备（控制好糖尿病），以及妊娠期的自我监控。

五、糖尿病患者妊娠期的自我监控与对策

　　糖尿病妇女在把病情控制在理想的水准后，一旦得知自己已经开始妊娠，一定要做好以下几方面准备，方可避免在妊娠期病情加重或出现其他意外情况。

　　1. 到医院内科做全面的检查。根据病情，请医生判断能否承受妊娠这一复杂的生理变化过程，如病情不允许，则应及早中止妊娠，切不可因求子心切而盲目妊娠。

　　2. 如决定可以妊娠，则需要定期做产前检查。一般在怀孕的28周之前，每月检查1次；28~36周期间，每两个星期检查1次；36周之后，每个星期要检查一次。如果出现任何病症，或病情加重，或是有并发症者，检查次数还应增加。

　　3. 妊娠期间要一如既往地控制糖尿病。按前文所说，一切糖尿病患者应该注意的事项；尽量不要增加食量，限制盐的摄入量，以防止产生巨大胎儿和妊娠高血压综合征的发生。

　　4. 每天在家中检测尿糖或血糖，定期到医院检查血糖。在整个妊娠期，都要与内科医生和妇产科医生配合，以共同监护病情。

　　5. 严格禁止使用口服降糖药，因为口服降糖药的使用，会导致分娩时母子发生意外，此外，口服降糖药还有导致胎儿畸形、智力低下的不良反应。

　　6. 由于在妊娠期，尿糖比平常要多，但并不一定都预示着病情的发展，所以不宜采用以尿糖水准来调整药物剂量的方法，而

应根据空腹血糖和餐后血糖的浓度，对药量进行调整，自己每天所测的尿糖值，可提供给医生参考。

7. 妊娠期糖尿病的胰岛素治疗，与一般患者不同。在妊娠的初期，胰岛素用量应比妊娠前减少 1/3 左右；妊娠中、后期，胰岛素的用量要逐渐增加。到妊娠末期，胰岛素用量要比妊娠前增加 2/3~4/5。胰岛素用量的变化，是由糖尿病孕妇的生理特点所决定的。

8. 妊娠期各个阶段一旦发现病情变化，或有身体不适，则应住院观察治疗。如出现以下情况，则应紧急到医院治疗：

（1）尿路感染，体温达 39℃，尿中有病菌者。

（2）酮酸酸中毒、昏迷。

（3）妊娠高血压综合征。

（4）精神障碍或社会因素使妊娠不能继续者。

六、防止低血糖

妊娠期应严格防止低血糖发生，可以在两餐之间、睡前少量加餐。

以上是糖尿病孕妇在整个妊娠期都要密切注意的问题。而在分娩前后，还有一些问题也是需要加以注意的：

1. 要在预产期前 4~5 周住进医院，既可进一步控制糖尿病，也可防止胎儿在子宫内死亡，并为巨大胎儿分娩困难者，提供充分的时间以决定分娩的时间与方式。

2. 住院后要积极主动地与医生密切配合，听从产科和内科医生的建议，以便及时果断地采用恰当的分娩方式，以免发生意外。

3. 糖尿病孕妇在家中分娩的危险性很大，如果没有条件住院，也应在有经验的产科医生监督下分娩，但要尽量住院分娩。

4. 产后要防止再孕，由于糖尿病妇女的内分泌比较紊乱，所以不宜采用口服避孕药的方法，而应根据病情，采用器具避孕法或绝育手术。

第二节　儿童、青少年糖尿病

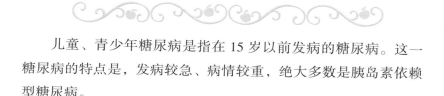

儿童、青少年糖尿病是指在 15 岁以前发病的糖尿病。这一糖尿病的特点是，发病较急、病情较重，绝大多数是胰岛素依赖型糖尿病。

虽然儿童、青少年的糖尿病发生率较低，但其危害却十分严重，治疗不当会引起严重的并发症。而且儿童糖尿病还要十分注意饮食，不能完全按照成年人的饮食标准进行控制，因为儿童、青少年正处于身体的生长发育阶段，如果过度节食，会导致侏儒症的发生。

一、儿童、青少年糖尿病的临床特点

从发病年龄上来说，本病的发生有两个年龄高峰，第一个高峰是 3~6 岁，其发病原因可能与病毒感染有关，但尚不能确定，发病较急，血糖较高；第二个年龄高峰是 13~14 岁，可能与青春期发育有关，发病较前者缓慢，初期时则没有症状。

从临床症状上来说，本病有以下特点：

1. 多饮多尿为首先出现的症状。在哺乳期儿童，多饮多尿症状不易被发现，而年龄较大的儿童可以从夜尿突然增多或突然发生遗尿的现象中，得以发现。

2. 患儿的食欲常有变化。一般而言，多食症状不明显，反倒是食欲减低或厌食较为常见。

3. 消瘦得较快，常有疲惫乏力、精神萎靡或嗜睡的表现。

4. 严重者，可出现腹痛呕吐，有时被误认为是消化道感染。此症状的出现，往往预示着病情严重。

5. 患儿容易发生皮肤感染和呼吸道感染，女孩子会有外阴瘙痒等症状。

如果儿童或青少年出现以上情况，就应注意发生糖尿病的可能。

爱 心 提 示

病程较长而又治疗不当的患者，会出现生长发育迟缓、智力发育慢的现象。另外，患儿还常常有肝脏肿大，经治疗之后，肝脏可以逐渐恢复正常大小。

二、儿童、青少年糖尿病的治疗

胰岛素依赖型糖尿病为主治疗主要是要依赖注射胰岛素，才得以维持患者的生命，患者注射胰岛素是要终生维持。

由于儿童、青少年的身体正处于发育期，需要不断地供给必需的热量及蛋白质等营养物质，所以不能像成年人糖尿病患者那样，饮食尽量的少，以求减轻体重。当然，如果儿童、青少年体重超常，则也必须实施减肥疗法，但在减肥的同时，还要注意补充一些人体发育所必需的各种营养物质。如果一味地追求节食，就会导致患儿发生糖尿病性侏儒症。

（一）饮食疗法

1. 儿童、青少年糖尿病饮食疗法的原则：

（1）充分提供患儿正常发育所需的总热量。

（2）保持蛋白质、脂肪、葡萄糖、维生素及各种矿物质、微量元素的均衡。

（3）养成良好的饮食习惯，不偏食。

（4）根据年龄及个人的差异，尽可能使患儿在精神上和情绪上保持安定。

2. 患儿所需要总热量的计算：患儿每日所需要的总热量，是由患儿每天消耗的热量和身体生长发育所需要的热量组成的，所以比成年患者相对多一些。每日所需要的总热量可以按以下公式计算：

总热量（千卡/日）=1000+年龄×100

例如，患儿吴某，今年 10 岁，那么他每天所需的总热量为：1000+10×100=2000 千卡。

如果是女孩子，那么就要在公式所计算出的数值上减去 50~150 千卡。所以吴某如果是女孩，其所需热量应为（2000–150）~（2000–50）千卡，即 1850~1950 千卡。

在计算出患儿每天需要的总热量之后，还要根据其血糖和尿糖的情况，加以调整，最终确定每天的进食量。由于儿童、青少年正处于生长发育期，所以这种每日进食量的调整，每年至少要进行 3 次。

3. 蛋白质、糖、脂肪的合理摄取：患儿对以上三大类营养物质都有需要，三者之间的摄取比例为：蛋白质为 15%~20%，脂肪为 25%~20%，糖类为 50%~55%。

不满周岁的婴儿，蛋白质的摄取量较多，占总热量的 40%~45%。

学龄前的儿童，每天要补充 0.4 克的钙；学龄儿童要逐渐增加 0.5~0.7 克/日。

蛋白质的摄取，既可以是动物蛋白，也可以是植物蛋白，但要保证蛋白质占总热量的 15%~20%。

糖类最好是从米饭、面食中获得；尽量不要吃糖果。

维生素和矿物质等是从蔬菜、水果、牛奶中摄取，可以作为加餐的方式来摄取。

动物、植物脂肪都可以摄取，但不能过量，并且不能偏食。

4. 饮食要形成制度：患儿在每日三餐之间，要各加餐一次，即每日共进六餐，进餐要定时。具体操作可参见下表：

时间		热量(%)	注意事项
早餐	6~7 时	17~18	
（加餐）	10 时	3~4	除了糖果、糖水之外的含糖食物（如面包）
午餐	12 时	34~36	
（加餐）	下午 3~4 时	4~6	除了糖果、糖水以外的糖类及蛋白质食物
晚餐	下午 6~7 时	34~36	
（加餐）	晚上 9~10 时	3~4	除了糖果、糖水以外的糖类及蛋白质食物

需要注意的是，三餐以后，禁止马上吃水果和牛奶，水果、牛奶应作为加餐食物。

（二）运动疗法

由于儿童、青少年正处于身体、知识的成长时期，比较好动。他们的运动，一般是一个主动的过程，并不需要催促他们，这是一个有利的地方。但要避免过度的运动导致的低血糖。

1. 运动疗法对患儿有很多好处：

（1）可以减少胰岛素的需要量。

（2）改善全身的代谢功能。

（3）防止并发症的产生并阻止其发展。

（4）促进身体健康，增强抗病能力。

（5）促进精神状况的稳定，有调节心理状态的作用。

2. 运动量大小的确定：患儿运动量的确定，要根据不同的运动方式所消耗的热量来计算，一般来说，每天从饮食中摄取热量的 5%~10%，为最适宜的运动量，具体计算方法可参阅下表：

患儿体重	摄入热量	5%消耗量	跳绳（120 次/分）	上下楼梯（50~60 阶/分）	慢跑（7.5 分/公里）
20 千克	1600 千卡	80 千卡	20 分钟	40 分钟	30 分钟
30 千克	2000 千卡	100 千卡	30 分钟	30 分钟	25 分钟
40 千克	2400 千卡	120 千卡	30 分钟	30 分钟	20 分钟
50 千克	2600 千卡	130 千卡	25 分钟	25 分钟	15 分钟
60 千克	2600 千卡	130 千卡	25 分钟	25 分钟	15 分钟

3. 运动强度与运动项目的选择：运动强度可以根据患儿运动后的脉搏数来确定，但这一方法一般难以掌握。较为实用的方法是，家长根据患儿运动后的疲劳程度来确定。

（1）运动强度太大，一般表现为患儿感到十分疲劳，已经不能再继续运动下去。

（2）运动强度较大，患儿表现出疲劳状态，但还可以继续运

爱 心 提 示

举例来说，体重 20 千克的儿童，跳绳 20 分钟（每分钟跳 10~20次）时，消耗的热量是其每天从饮食中摄取热量的 5%，属于比较适宜的运动量。

可供患儿运动的项目有很多，家长可以根据其兴趣加以选择，如跳绳、慢跑、骑自行车、篮球、乒乓球等，都比较适合。如果从事游泳、登山、长跑等激烈的竞技项目，就需要有看护人员在场，以免发生意外情况。

动下去。

（3）运动强度适中，患儿表现为能够较灵活地运动，比较轻松。

因为儿童一般比较贪玩，玩起来就不知道疲倦，所以一旦家长发现患儿出现疲劳状态，即应让其中止运动，进行休息。也可以每天限定患儿的运动时间，例如，跳绳不得超过 20 分钟、慢跑不得超过 30 分钟等。

4. 运动疗法的同时，要补充适量饮食：由于运动要消耗能量，可使血糖降低，如果运动过度或运动而不加以补充营养，患儿有发生低血糖的危险，因此，必须在运动前补充适量饮食，如果是在餐前参加运动，则应在正餐时补加饮食量，或者也可以在运动过程中，每 30 分钟加一次餐。

因为运动是患儿每天都要坚持的，因此每天都应补充适量饮食，补充的方法可以固定在运动后的那一餐（即在餐前运动）。

对于某一年龄段的患儿来说，运动疗法最好要选择一个适当的运动方式，固定一个运动的时间，固定于某一餐增加饮食量。另外，要每天测一下血糖，以便调整运动量和饮食。

总之，儿童、青少年糖尿病，是一个较为麻烦的疾病，需要家长的悉心照料。

还应该特别强调的是，儿童、青少年糖尿病患者，因为要每天注射胰岛素，很可能会使他们幼小的心灵产生很沉重的负担，这就需要家长对他们给予无私的关爱，要鼓励他们参与生活的勇气，也要注意培养他们坚强的性格和坚韧不拔的毅力，使患儿有一个健康的心理状态，经验显示，对患儿心理进行调整，具有十分重要的意义。

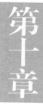

第十章

糖尿病患者常见问题答疑

什么病都是有起因的，糖尿病的起因有哪些呢？经过医学专家几十年的研究，一致认为糖尿病是复合病因的综合病症。尽管糖尿病的病因至今尚未完全查明，但从临床流行病学调查、遗传学、病毒学、病理学、内分泌代谢病学等方面综合研究已知与许多因素有密切关系。

一、糖尿病是由什么原因引起的

尽管糖尿病的病因至今尚未完全查明，但从临床流行病学调查、遗传学、病毒学、病理学、内分泌代谢病学等方面综合研究已知与许多因素有密切关系。其中胰岛素分泌相对或绝对不足是这种病的基本发病机制，至于导致胰岛分泌不足的原因可能有以下几种可能性。

1. 遗传因素：糖尿病有遗传倾向已比较肯定。

2. 病毒感染：可能与病毒性胰岛炎有关，例如风疹病毒、流行性腮腺炎病毒、柯萨奇病毒、腺病毒等。当然也不是每例病毒性感染都会发生糖尿病。

3. 自身免疫：主要与胰岛素依赖型糖尿病患者发病有关。有报道说在胰岛素依赖糖尿病发病早期用免疫抑制治疗可得到良好效果，甚至"痊愈"。

4. 继发性糖尿病：如破坏了大部分胰岛组织的胰腺，肾上腺皮质功能亢进、功能性垂体腺瘤，嗜铬细胞瘤等均可引起继发性糖尿病，即症状性糖尿病。长期服用双氢克尿塞、皮质激素、肾上腺能药物等均可能导致或促使糖尿病加重。某些遗传性疾病如Turner综合征等也容易合并糖尿病。

5. 其他因素导致糖尿病：

（1）肥胖。肥胖是非胰岛素依赖型糖尿病发生与发展的一个重要环境因素。

（2）饮食习惯。与高糖饮食没明显关系，而与食物组成有关，如精制食品及蔗糖可使糖尿病的发病率高。

（3）体力活动不足。体力活动可增加组织对胰岛素的敏感性，降低体重，改善代谢，减轻胰岛素抵抗，使高胰岛素血症缓解。

因此，体力活动减少已成为Ⅱ型糖尿病发病的重要因素。

二、糖尿病应当做哪些检查

只有把糖尿病诊断、分型、并发症等问题彻底摸清了，才能采取针对性治疗，这才是我们看病的主要目的。糖尿病患者究竟需要做哪些检查呢？

1. 血糖：这是诊断糖尿病的依据，包括空腹血糖和餐后2小时血糖，餐后2小时血糖一般作为糖尿病控制情况的监测，如果高于11.1mmol/L（200mg/dL）可以诊断糖尿病，如果仅9.5mmol/L（190mg/dL）应进行糖耐量检查以明确诊断。空腹血糖若胰岛素分泌能力不低于正常的25%，空腹血糖多为正常或轻度升高，故多次空腹血糖高于7.7 mmol/L（140mg/dL）可以诊断糖尿病，但空腹血糖正常不能排除患糖尿病的可能性。正常成人空腹血糖度为3.6~6.4 mmol/L。

2. 尿糖：正常人的肾糖阈约为8.9 mmol/L（160 mg/dL），但有个体差异，仅尿糖阳性不能确诊为糖尿病。非胰岛素依赖型糖患者的空腹血糖常常为阴性，所以为初步筛选糖尿病，应测餐后3小时尿糖。

3. 口服葡萄糖耐量试验：是确诊糖尿病的重要方法，正规试验步骤为先测空腹血糖，以后口服葡萄糖75克（12岁以下为1.75g/kg），服糖后1、2、3小时重复测血糖。据世界卫生组织糖尿病专家委员会意见，任何时间血糖≥11.1 mmol/L（200mg/dL）和/或空腹血糖≥7.8 mmol/L（140mg/dL）即可诊断为糖尿病。为了糖耐量试验的结果可靠，应注意：①试验前必须禁食10~16小时。②试验前一周必须进食适当热量和碳水化合物饮食。③试验应在上午7~11时进行。④最少试验前8小时开始禁烟、酒、咖啡及兴奋性药物。⑤试验期间尽量安静休息。⑥禁用影响糖代谢药物。⑦各种急慢性疾病均有不同程度的影响，判断测定结果时必须给予考虑。⑧在服糖后动脉血糖比静脉血糖升高快、恢复慢，约3小时后动、静脉血糖比健康人稍高，但还没达到糖尿病的诊断标准时，就需要进一步做口服葡萄糖耐量试验，来判断究竟是糖调节受损还是糖尿病。

4. 胰岛功能测定：有助于对糖尿病进行临床分型。

5. 胰岛 b 细胞自身抗体检查：包括谷氨酸脱羧酶抗体（GADA）、胰岛素自身抗体（IAA）、胰岛细胞抗体（ICA）等。此项检查主要用于糖尿病的分型，Ⅰ型患者往往抗体呈阳性，Ⅱ型则反之。其中，GADA 在血中出现早、持续时间长，故临床意义最大。

6. 糖尿病并发症的检查：糖尿病最大的危害来自于它的各种并发症，为了全面了解病情，患者还须检查下列指标。

（1）尿常规：包括尿糖、尿酮体、尿蛋白、白细胞等多项指标，这些指标可以间接反映患者的血糖水平，明确是否存在酮症酸中毒、有没有泌尿系感染等情况。此外，尿微量白蛋白定量测定还是发现早期糖尿病肾病的主要指标。

（2）血糖、血酮体、血乳酸、血渗透压及二氧化碳结合力：主要用于确诊有无酮症酸中毒、非酮症高渗透性昏迷、乳酸酸中毒等糖尿病急性并发症。

（3）血脂及血黏度：糖尿病患者往往同时合并脂代谢紊乱及高黏血症，这些都属于心血管病的危险因素，与糖尿病的慢性并发症直接相关，因此，应当早检查、早发现、早预防治疗。

（4）血压：一半左右的糖尿病患者同时合并高血压，糖尿病合并高血压比单纯高血压的后果要严重得多。因此，对糖尿病患

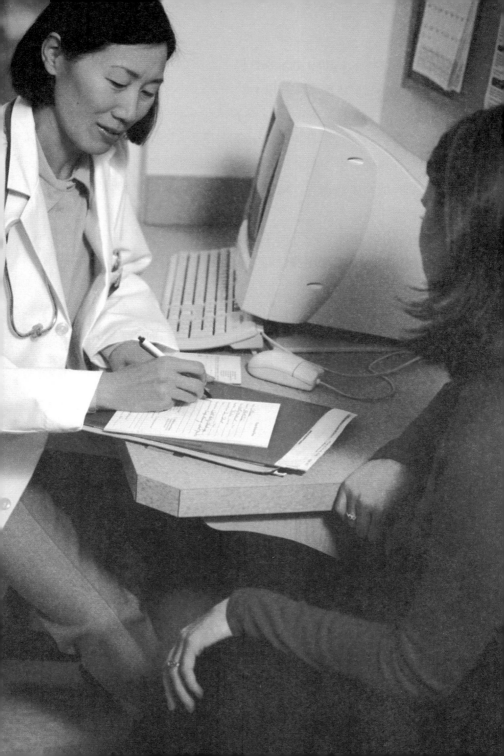

者的血压控制在 130/80 毫米汞柱以下，对已出现蛋白尿者，要求血压控制在 125/75 毫米汞柱以下。

（5）体重指数（BMI）：计算方法是：体重指数（BMI）=体重（千克）/身高 ^{2}（米 ^{2}）。正常标准是 18.5~23.9。体重指数可作为每日摄入热量多少的参考依据，还可以指导临床选药。例如，超重或肥胖的糖尿病患者首选双胍类药物。消瘦的糖尿病患者首选磺酰脲类药物。

（6）肝肾功能：一方面了解有无肝功能异常及糖尿病肾病，同时还可以指导临床用药，因为在肝肾功能不全时，有些口服降糖药是禁忌使用的。

（7）眼科检查：了解有无糖尿病视网膜病变、白内障及青光眼。糖尿病视网膜病变在早期往往没有症状，而到了晚期又没有良好的治疗方法。所以，糖尿病患者初诊时应该做眼科检查，绝不能等到视力明显下降时才去检查眼底。

（8）神经科检查：通过神经肌电图检查，可以早期发现糖尿病性周围神经病变；也可采取更简单的办法，用 10 克单尼龙丝检查患者肢端皮肤的触觉。另外，还应做自主神经方面的相关检查，如做立卧位血压测量，以判定有无直立性低血压。

（9）心电图、心脏彩超：了解有无冠心病及心功能不全。

（10）下肢血管超声及造影：了解是否有下肢血管动脉硬化、斑块或狭窄。

（11）胸部 X 线片：明确是否同时合并肺部感染或肺结核。

（12）骨密度检查：了解患者有无骨质疏松。

需要特别注意的是，并发症在早期阶段往往没有明显症状。一旦有了症状（如水肿、蛋白尿、视力下降、手足麻木、间歇性跛行等），多数都已经进入中晚期，这个时候病情往往已经比较严重，治疗难度增大，治疗效果也不是很好。最好的办法就是早期诊断、及早治疗，防患于未然。

三、糖尿病应当如何预防

糖尿病的死亡率仅次于心脑血管病和肿瘤，位居第三，因此糖尿病已经成为影响我国公民健康的主要问题。目前糖尿病尚不能根治，因此预防糖尿病及其急、慢性并发症的发生发展极为重要。实际上防治糖尿病也不是一件困难的事情。让我们"管住嘴，迈开腿"，以健康的生活方式来预防糖尿病。糖尿病预防，没有最早，只有更早。

首先大家精神不要太紧张，要时刻保持良好的心情，遇事不要着急，不要生气。生活要有规律，保持正常的生物钟。

糖尿病具有明显遗传易感性，尤其是最常见的Ⅱ型糖尿病。

诱发糖尿病的"外因"有热量摄取太多，活动量下降，肥胖，吸烟以及心理压力过大等因素。反过来，避免以上因素就可以预防糖尿病。

预防糖尿病的具体措施有：

（1）防止和纠正肥胖。避免高脂肪饮食，饮食要保证合理体重及工作、生活的需要。饮食结构要合理，米面不要吃得太精，多吃点五谷杂粮。

（2）避免或少用对糖代谢不利的药物。

（3）积极发现和治疗高血压、高血脂和冠心病。

（4）戒除烟酒等不良习惯。

（5）对中老年人定期进行健康查体，除常规空腹血糖外，应重视餐后 2 小时血糖测定。

坚持体育锻炼预防糖尿病。适度的锻炼是预防糖尿病环节中很重要的组成部分运动预防糖尿病的原则是：因人而异，量力而为，循序渐进，持之以恒。身体条件好的患者，可以坚持慢跑、跳绳、上楼梯、爬山、骑自行车、游泳、跳韵律操等。糖尿病的运动疗法应做"有氧运动"，每周 3~5 次。只有长期坚持运动，才能更加有效地预防糖尿病。

四、糖尿病患者应当遵守哪些饮食原则

糖尿病是一种终身疾病，在治疗过程中，饮食治疗是最基本的治疗方法，应该在规定的总热量范围内，达到营养平衡的饮食。第一是要"一个平衡，三个兼顾"，就是平衡饮食，同时兼顾对血糖、血脂、血压、体重的控制，还要兼顾个人的生活习惯和饮食爱好，防治并发症的发生。如果患者并发糖尿病肾病，在饮食上就应该优先考虑控制糖尿病肾病，在有可能的情况下，兼顾解决其他问题，例如血脂紊乱、高血压等。

糖尿患者在日常饮食中还应该注意以下几点：

（1）要合理地控制总热量地摄入，食物中的糖类、脂肪、蛋白质在体内代谢后产生的热量，是人体热量的主要来源，患者总热量的摄入要以能维持标准体重为最佳。糖尿病患者的饮食在合理控制热量的基础上，适当地提高糖类的摄入，对提高胰岛素敏感性和改善葡萄糖耐量还是有一定作用的。

（2）一定要坚持低盐饮食：糖尿病患者的饮食中每天摄入的食盐应低于 6 克。

（3）食物中提供热量的营养素有三类：碳水化合物、蛋白质和脂肪，这三大营养物质的摄入量要平衡。在控制热量期间，如果感到饥饿时，可以吃一些含糖量比较少的蔬菜，因为蔬菜所含

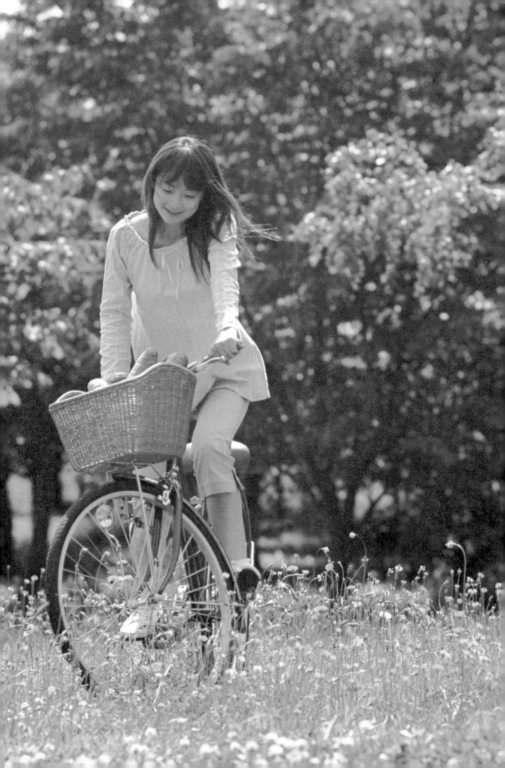

膳食纤维和水分比较多，热能低，有一定的饱腹作用，是糖尿病患者必不可少的食物。

（4）矿物质维生素的摄入要平衡，钙、镁、铬、锌等矿物质和微量元素缺乏与糖代谢紊乱有关，日常应该适当补充。为了确保糖尿病患者有着良好的身体素质，他们在饮食上应该摄入足够量的维生素。我们提倡进食高纤维饮食，以改善糖尿患者的糖、脂代谢紊乱。

（5）食物的多样化对糖尿病患者也非常重要，要适当调整摄入食物的种类、数量。严格限制蔗糖及甜食。

（6）一日三餐，安排要合理。糖尿病患者一日至少要保证三餐。按早、中、晚各 1/3 的热量；或者是按早餐摄入 1/5，中晚各摄入 2/5 的主食量分配。在活动量相对稳定的前提下，做到定时、定量。

（7）生活中对饮食的控制一定要遵循因人而异、贵在坚持的原则，不同类型和不同病程阶段的糖尿病患者都要科学地安排饮食，要根据患者营养的需要，结合患者的生活方式和个人嗜好，在尊重个人意愿的基础上，合理地调节饮食结构。

糖尿病患者一定要严格控制好饮食，只要控制好饮食，就会对糖尿病的治疗起到事半功倍的效果，所以糖尿病患者的饮食一定要注意。

五、糖尿患者如何控制"糖酒烟盐"

1. 糖：进食高糖食物会引起血糖大幅升高，所以糖尿病患者不宜食用高糖食物，如白糖、红糖、冰糖、麦芽糖、水果糖、巧克力、蜂蜜、蜜饯、含糖饮料、含糖糕点等。当然，出现低血糖时正相反，应立即进食含糖食品。

合理控制糖类的摄入，是糖尿病患者饮食调控的关键。糖尿病患者不能不吃主食来控制血糖。无论是正常人或是糖尿病患者，每日主食不能少于 250~400 克，重体力劳动者还可适当增加，即糖类进量不能低于 200~360 克，否则容易出现酮尿。

目前市场上出现了"无糖"食物，一般是指这些食品中没有加进白糖，而是采用甜味剂制成的。

2. 盐：糖尿病患者应该坚持食用少油、少盐、清淡的食物，其中每天摄取的盐不能超过 6 克。

3. 烟：烟碱能刺激肾上腺素的分泌，使血糖升高。吸烟还会增加动脉硬化及高脂血症的危险性。

4. 酒：糖尿病患者在治疗期间如果少量饮酒，会使降糖药代谢加速，从而降低药效；而大量饮酒则使胰岛素和降糖药的作用增强，其后果可能导致严重的低血糖。

六、糖尿病有遗传性吗

我们前面讲过糖尿病有遗传倾向已经比较肯定。如果只有先天性的遗传因素，还不至于患糖尿病，还需要有后天的因素，也就是环境因素，这就是得糖尿病的第二个因素，对防治糖尿病来说也是更值得注意的因素，包括过多地摄取热量，活动量下降、肥胖、吸烟以及心理压力过大等。在以上两个因素长期、共同的作用下，人们患糖尿病的概率大大增加。

另外，按照目前最流行的说法，糖尿病和基因病有密切联系，所以平常的饮食，还是以低糖和少糖为主对健康有益！

七、推荐几套糖尿病患者食谱

（一）早餐一般糖尿病食谱

早餐

1. 主食：高纤维馒头或饼等高纤维主食。

2. 副食：

（1）煮鸡蛋或荷包蛋一个。

（2）原味豆浆、牛奶或小米粥可任选一种。

（3）凉拌蔬菜。

午餐

1. 主食：高纤维大米饭、高纤维馒头、高纤维面条或其他高纤维主食。

2. 副食：

（1）瘦肉、鱼、鸡、鸭可根据情况选择。

（2）清炒蔬菜、凉拌蔬菜、豆制品等。

晚餐

1. 主食：

（1）高纤维馒头、高纤维大米饭等高纤维主食。

（2）喜欢喝粥者可根据个人习惯选择小米粥、绿豆粥、红小豆粥等。

2. 副食：

（1）蔬菜、豆制品等。

（2）鸡、鸭、肉、鱼等可根据个人喜爱情况选择。

晚上睡觉前喝纯牛奶一杯，约300毫升。

说明：

1. 每日主食必须吃够，不得少于300克（干品）。

2. 每日所食蔬菜必须吃够 500 克以上。

3. 每日所食蔬菜品种和副食要多样化，不要单调。

4. 食盐不超过 6 克，食用油用植物油，不超过 18 克为宜。

5. 每日主食做到大米、面粉混合食用才有益健康，即一天两顿大米主食，一碗面主食；或一顿大米主食，两顿面主食。

6. 中医养生学认为"汗要出透，水要喝够，便要排清，才能长寿"，所以说糖尿患者在科学合理饮食的基础上，每天的水要喝够，不要等渴了才暴饮。

(二) 肥胖型糖尿病食谱

早餐

主食：高纤维馒头或花卷 50~100 克（干品）。

副食：

1. 豆浆 200~300 毫升。

2. 凉拌蔬菜 100~150 克。

午餐

主食：高纤维大米饭、高纤维馒头或其他高纤维主食 75~100 克（干品）。

副食：

1. 瘦肉或鸡、鸭、鱼等不超过 50 克。

2. 蔬菜 200~250 克，清炒或凉拌。

3. 豆腐、鸡蛋等（鸡蛋不超过 1 个）。

晚餐

主食：

1. 高纤维大米饭、高纤维馒头或饼等其他高纤维主食 50~100 克（干品）。

2. 小米粥，绿豆粥或者赤豆粥等，任选一种，每餐 25 克

（干品）。

副食：

1. 瘦肉不超过 25 克。

2. 蔬菜 200~250 克，清炒或凉拌。

晚上睡觉前喝鲜纯牛奶 300 毫升，约 1 杯。

说明：

1. 每日所食蔬菜必须高于 500 克，增加绿叶菜。

2. 每日所食蔬菜品种和副食要多样化，不要单调。

3. 每日烹调油（植物油）不超过 10 克，食盐不超过 6 克清淡为宜。

4. 上午、下午加餐可吃些水果，但不要过量，不超过 100 克为宜，选择含糖量低的水果（含糖量在 14% 以下），如西瓜、草莓、枇杷、梨、桃、菠萝、苹果等。

5. 每日的主食做到大米、面粉混合食用才有益健康，即一天两顿大米主食、一顿面主食；或一顿大米主食、两顿面主食。

（三）不同热量的糖尿病食谱

1. 1200 千卡能量食谱：

食谱一

早餐：苏打饼干 50 克，牛奶 150 毫升。

午餐：米饭 50 克，猪舌 30 克，莴苣笋 300 克，豆油 10 克，梨 250 克。

晚餐：面条 50 克，豆腐 50 克，荠菜 150 克，鸭蛋 1 个，豆油 10 克。

食谱二

早餐：豆浆 300 毫升，鸡蛋 1 个（50 克），馒头 50 克，咸菜少许。

午餐：米饭 50 克，虾仁炒油菜（虾仁 50 克、油菜 200 克、烹调油 10 克）。

晚餐：米糕 50 克，肉丝炒芹菜丝（肉 50 克、芹菜 150 克、烹调油 10 克），拍拌黄瓜（黄瓜 150 克）。

2. 1400 千卡能量食谱：

食谱一

早餐：馒头 50 克，豆奶 300 毫升。

午餐：面条 75 克，瘦牛肉 75 克，豆腐 160 克，洋葱 120 克，草莓 300 克，豆油 10 克。

晚餐：米饭 100 克，瘦猪肉 30 克，茭白 250 克，豆油 10 克。

食谱二

早餐：豆浆 300 毫升，煮鸡蛋 1 个，小烧饼 50 克，泡菜少许。

午餐：米饭 75 克，葱烧海参（葱 30 克、水发海参 300 克、烹调油 10 克），小白菜汤（小白菜 150 克、烹调油 2 克、盐<2 克）。

晚餐：馒头 50 克，玉米面粥 25 克，清蒸鱼（鱼肉 80 克、烹调油 2 克），素炒菠菜（菠菜 250 克、烹调油 8 克）。

3. 1600 千卡能量食谱：

食谱一

早餐：苏打饼干 50 克，牛奶 150 毫升。

午餐：馄饨皮 100 克，猪肉 20 克，香豆腐干 50 克，胡萝卜 200 克，豆油 10 克，梨 1 个（梨 200 克）。

晚餐：米饭 50 克，海虾 200 克，蒜苗 150 克，豆油 10 克。

食谱二

早餐：花卷 50 克，豆浆 350 毫升。

午餐：面条 125 克，鲳鱼 80 克，胡萝卜 200 克，豆油 10 克，苹果 200 克。

晚餐：米饭 100 克，臭干 80 克，猪肉 20 克，茭白 450 克，豆油 10 克。

4. 1800 千卡能量食谱：

食谱一

早餐：咸面包 125 克，牛奶粉 35 克。

午餐：墨鱼 150 克，香豆腐干 50 克，芹菜 450 克。

晚餐：米饭 100 克，红壳鸡蛋 1 个，丝瓜 250 克，豆油 10 克。

食谱二

早餐：牛奶 1 袋，煮鸡蛋 1 个，咸面包 2 片。

午餐：米饭 100 克，肉片烧菜花（肉片 80 克、菜花 200 克、烹调油 10 克），蒜拌海带丝（水发海带 100 克）。

加餐：苹果 1 个（200 克）。

晚餐：玉米熬芋头 100 克，雪里蕻炒肉（瘦肉丝 50 克、雪里蕻 100 克、烹调油 10 克），番茄南豆腐汤（番茄 100 克、南豆腐 100 克）。

睡前半小时：苏打饼干 70 克。

5. 2000 千卡能量食谱：

食谱一

早餐：年糕 150 克，鹌鹑蛋 30 克，酸奶 120 毫升。

午餐：面条 125 克，带鱼 90 克，刀豆 120 克，百叶 60 克，豆油 20 克，枇杷 400 克。

晚餐：米饭 125 克，猪大排 50 克，蔬菜 200 克，豆油 10 克。

食谱二

早餐：牛奶 1 袋，茶鸡蛋 1 个，花卷 50 克，大米粥 25 克。

加餐：无糖饼干 25 克。

午餐：米饭 125 克，牛肉烧冬瓜（牛肉 100 克、冬瓜 200 克、烹调油 15 克），番茄切片（番茄 200 克）。

加餐：猕猴桃 1 个。

晚餐：荞麦肉丝面（荞麦面条 125 克、肉丝 50 克、油菜 100 克、豆腐干 50 克、木耳少许、烹调油 10 克），泡菜少许。

睡前半小时：苏打饼干 35 克。

6. 2200 千卡能量食谱：

食谱一

早餐：咸烧饼 100 克，油条 1 根，牛奶 300 毫升。

午餐：米饭 150 克，草鱼 200 克，发芽豆 40 克，豆油 20 克，橙子 200 克。

晚餐：米饭 150 克，鸡翅 60 克，番茄 220 克，素鸡 40 克，豆油 10 克。

食谱二

早餐：馒头 100 克，豆浆 350 毫升。

午餐：米饭 150 克，河虾 150 克，胡萝卜 250 克，豆油 20 克。

晚餐：面条 125 克，豆腐 120 克，猪肉 30 克，荠菜 200 克，鲜蘑菇 400 克，豆油 10 克。

八、高血糖能吃西洋参吗

糖尿病患者可以适当吃些西洋参。西洋参具有滋阴补气、宁神益智及清热生津、降火消暑的双重功效。补而不燥是西洋参的特别之处。

西洋参有以下几种功效：

1. 可以增强中枢神经系统功能。西洋参中的皂苷可以有效增强中枢神经，达到静心凝神、消除疲劳、增强记忆力等作用，可适用于失眠、烦躁、记忆力衰退及老年痴呆等症状。

2. 可以保护心血管系统。常服西洋参可以抗心律失常、抗心肌缺血、抗心肌氧化、强化心肌收缩能力。冠心病患者症状表现为气阴两虚、心慌气短，长期服用西洋参，疗效显著。西洋参的功效还在于可以调节血压，可有效降低暂时性和持久性血压，有助于高血压、心律失常、冠心病、急性心肌梗死、脑血栓等疾病的恢复。

3. 可以提高免疫力。西洋参作为补气保健首选药材，可以促进血清蛋白合成、骨髓蛋白合成、器官蛋白合成等，提高机体免疫力，抑制癌细胞生长，有效抵抗癌症。

4. 能够促进血液活力。长服西洋参可以降低血液凝固性、抑制血小板凝聚、抗动脉粥样硬化并促进红血球生长，增加血色素。

5. 西洋参可以降低血糖、调节胰岛素分泌、促进糖代谢和脂肪代谢，对治疗糖尿病有一定辅助作用。

西洋参服用过量也是不好的，会给人带来心情兴奋、烦躁忧虑、失眠，出现人格丧失或精神错乱等类似皮质类固醇中枢神经兴奋和刺激症状，还有头痛眩晕等。当然，只有非常少的人在正常服用下会有不良反应。人参是好东西，但是不要乱吃和多吃。

据专家介绍，西洋参虽然具有很好的滋补作用，但并非人人适宜服用，也并非一吃下去免疫力立即就会提高。从服用到在身体内产生作用需要一个过程。